中医体质分类与健康管理

ZHONGYI TIZHI FENLEI YU JIANKANG GUANLI

叶延程 ◎ 主编

甘肃科学技术出版社

图书在版编目（CIP）数据

中医体质分类与健康管理 / 叶延程主编. -- 兰州 ：
甘肃科学技术出版社，2019.4（2023.9重印）
ISBN 978-7-5424-2662-8

Ⅰ. ①中… Ⅱ. ①叶… Ⅲ. ①中医学－体质学－研究
②中医学－保健－研究 Ⅳ. ①R2②Q983

中国版本图书馆CIP数据核字（2022）第054174号

中医体质分类与健康管理
叶延程 主编

责任编辑 陈学祥
封面设计 麦朵设计

出 版 甘肃科学技术出版社
社 址 兰州市城关区曹家巷1号 730030
电 话 0931-2131572（编辑部） 0931-8773237（发行部）

发 行 甘肃科学技术出版社 印 刷 三河市铭诚印务有限公司
开 本 787毫米×1092毫米 1/16 印 张 8.25 插 页 1 字 数 200千
版 次 2019年4月第1版
印 次 2023年9月第2次印刷
印 数 1001~2050
书 号 ISBN 978-7-5424-2662-8 定 价 115.00元

编　委　会

主　　编：叶延程（总策划）

副 主 编：陈玉霞　杨秀芳

编　　委：徐凤兰　杨　晖　田海山　李强华

　　　　　关存文　周延娜　尚建琴

前　言

　　体质是一种客观存在的生命现象，是个体生命过程中，在先天遗传和后天获得的基础上，表现出来的形态结构、生理机能以及心理状态等方面综合的、相对稳定的特质，是人类在生长、发育过程中所形成的与自然、社会环境相适应的人体特征。它表现为结构、功能、代谢以及对外界环境刺激反应等方面的个体差异性、群类趋同性、相对稳定性和动态可变性等特点。这种体质特点或隐或现地体现于健康和疾病过程之中。体质与发病、诊断、治疗、病症转归以及预防无不密切相关。由此可见，中医体质学的研究指向是"人"，核心理念是关于"健康"，最能体现"以人为本"和"因人制宜"的原则。体质的差异现象是先天因素与多种后天因素共同作用的结果。因此，人类体质间的共性是相对的，而差异性是绝对的。从而表现出人体形态、心理、机能以及人体与环境相适应能力等方面的不同，根据这些不同，将人体体质划分为9种基本体质类型，每种体质的成因、表现及对某种疾病的易感性都不相同。只有搞清楚体质类型，才能正确认识体质，用合适的方法调理偏颇体质，这就是研究体质的必要性。研究体质的分类，就必须对复杂的体质现象进行广泛的比较分析，总结得出每种体质的共同特征及对某种疾病的易感性，以中医基础理论辨证论治为指导，以传统的针刺、艾灸、刮痧、按摩、中药等为方法，配合饮食调理、心理调摄、运动健身等方法，真正做到"未病先防，既病防变"。

　　健康是人类追求的永恒主题，是个体全面发展的基础，尤其是在生活富裕、科学技术高度发达、生活节奏加快的今天，人们完全突破了原来的思维模式，摒弃了传统的"无病即健康"的健康观，意识到了亚健康状态的存在，因此对于健康也有了更高的追求；另外，世界卫生组织也对健康提出了全面而明确的定义："健康不仅是没有疾病和虚弱，而且是身体上、心理上和社会适应能力上三方面的完美状态。"由此可见，健康的概念不仅基于医学范畴，而且扩大到心理学和社会学的领域。

随着社会压力的增大，有很大一部分人处于疾病和健康之间的状态，普遍出现机体活力降低、功能和适应能力减退的症状，现代人称之为"亚健康状态"。这种潜病状态和偏颇体质有很大关系，且可以通过中医的很多方法进行调理。因此，中医体质的辨识，可以指导亚健康的防治，顺应了当今医学发展的趋势。同时，体质的辨识在亚健康管理中也具有非常重要的作用。

甘肃武威肿瘤医院叶延程总体策划，编写前言，第一章第一、二节；甘肃武威肿瘤医院陈玉霞编写第一章第三节，第二章第一、二节，第三章第一~三节，第四章第一~三节，第五章第一~三节，第六章第一、二节，第七章第一~三节，第八章第一~三节；甘肃武威肿瘤医院杨秀芳编写第一章第四、五、七节，第二章第三~六节，第三章第四、五、七、八节，第四章第四、七、八节，第五章第四~八节，第六章第三~八节，第七章第四~八节，第八章第四~七节，第九章一~六、八节，第十章第一~六、八节；甘肃武威肿瘤医院徐凤兰编写第一章第六节、第三章第六节；甘肃武威肿瘤医院李强华编写第四章第六节；甘肃武威肿瘤医院田海山、关存文、周延娜、尚建琴、杨晖共同完成第八章第八节。

鉴于编写时间短和编写人员的能力有限，书中不足之处在所难免，望广大读者不吝赐教，待修订时完善。

编者

2018年8月

目　　录

第一章　体质的概念特点及分类

第一节　体质学说概述

体质学说,是以祖国传统医学为指导,研究正常人体体质的概念、形成、特征、类型、差异规律,及其对疾病发生、发展、演变过程的影响,并以此为指导对疾病进行诊断和防治的理论知识。其融生物学、医学、社会学和心理学于一体,既是研究人体生命、健康和疾病问题的医学科学的一个重要组成部分,又是基础医学、临床医学中研究人类体质与疾病、健康关系的新的分支学科。

中医对体质的论述始于西汉时期的《黄帝内经》,但长期以来,有关中医体质的内容,仅散见于一些医著和文献,并未形成专门的学科体系。20世纪70年代,王琦教授开始从事中医体质学说的理论、基础与临床研究,并逐步确立了中医体质学的理论体系,提出了许多独创性的理论,并通过研究机体在形态结构、心理特征、生理功能、病理状态及发病倾向等方面的差异,在《中医体质学》一书中将体质分为平和体质(正常质)、气虚体质、阳虚体质、阴虚体质、痰湿体质、湿热体质、瘀血体质、气郁体质和特禀体质等9种基本类型。这9种体质在自然人群中客观存在,并且有部分人群出现了多种体质兼夹的状况。中医体质学说的不断完善,推动着临床诊疗防治疾病及养生保健的进一步发展。辨体、辨病、辨证诊疗模式的出现充分体现了中医学以人为本、因人制宜的学术思想。

一、体质的基本概念

体质是指自然个体在生命活动过程中,由先天遗传性和后天获得性因素所决定的表现在形态结构、生理机能和心理活动方面综合的相对稳定的特性,是人类生命活动的一种重要表现形式,与健康和疾病密切相关。个体体质的不同,是通过人体形态、机能和心理活动的差异性表现出来的。其在生理上表现为机能、代谢以及对外界刺激反应等方面的个体差异,在病理上表现为对某些病因和疾病的易感性或易罹性,以及产生病变的类型与疾病传变转归中的某种倾向性。

形态结构是个体外观形态的特征,包括体格、体型、体重、性征、体姿、面色、毛发、舌象、脉象等;体格一般通过观察和测量身体各部分的大小形状、匀称程度,以及测量胸围、肩宽、骨盆宽度和皮肤与皮下软组织等情况来判断;体型主要观察身体之肥瘦长短,皮肉之厚薄坚松,肤色之黑白苍嫩的差异,其中尤以肥瘦最为重要。

人体的生理功能是对机体内部形态结构完整性、协调性的反映,是脏腑经络、气血津液功能的体现。因此，人体生理功能的差异，反映了脏腑功能的盛衰偏颇，观察心率、心律、面色、唇色、脉象、舌象、呼吸状况、语声的高低、食欲、口味、体温、对寒热的喜恶、二便情况、生殖机能、子女情况、形体的动态及活动能力、睡眠状况、视听觉、触嗅觉、痛觉、皮肤肌肉的弹性、须发的多少和光泽等方面的变化是了解体质状况的重要内容。

人体的心理状态是指客观事物在大脑中的反映，是感觉、知觉、情感、记忆、思维、性格、能力等的总称，属于中医学"神"的范畴。人的心理特征不仅与形态、机能有关，而且与不同个体的生活经历以及所处的社会文化环境有着密切的联系。心理状态，主要表现为气质、性格等的差异。综上所述，体质的基本内涵，概括了构成体质的基本要素，因此，当评价一个人的体质状况时，应该从形态结构、生理机能及心理特征方面进行综合考虑。

体质具有个体差异性、群类趋同性、相对稳定性和动态可变性等特点。中医学的体质以个体的人为研究出发点，强调人体体质的形成因素有先天禀赋和后天获得两个方面，旨在研究不同体质的构成特点、演变规律、影响因素、分类标准，从而用于指导疾病的预防、诊治、康复与养生。中医学的体质概念，强调人体体质的形成因素有先天禀赋和后天获得两个方面。

先天因素是人体体质形成的重要基础，而体质的转化与差异性在很大程度上还取决于后天因素的影响，这反映了机体内外环境相统一的整体观念，说明个体体质也是在后天生长、发育过程中与外界环境相适应而逐步形成的个性特征，即人与社会的统一、人与自然的统一。由此可见，中医学的体质概念充分体现了"形神合一"的生命观和"天人合一"的整体观。

二、体质的特点

1.先天遗传性

先天遗传性是体质的重要组成部分，是人体形态结构、生理机能等的决定因素。人之始生，"以母为基，以父为楯"（《灵枢·天年》），父母之精是生命个体形成的基础，人类的外表形态、脏腑机能、精神状态等的个性特点均形成于胎儿期，取决于个体的遗传背景。遗传因素维持着个体体质特征的相对稳定性，是决定体质形成和发展的基础。"天癸先天生身气，精血后天化成形"（《医宗金鉴·胎孕之原》），《灵枢·决气》："两神相搏，合而成形，常先身生，是为精"，先天的父母之精气形成真气，决定着个体一身之气的盛衰，父母精足气旺，则机体易达到阴平阳秘的平和状态，在后天的生长环境、饮食等因素的影响下，才能逐渐发展起来。《灵枢·寿夭刚柔》进一步指出人在刚出生时就有体质的差别，"人之生也，有刚有柔，有弱有强，有短有长。"汉·王充在《论衡·气寿》中也指出："夫禀气渥则其体强，体强则寿命长；气薄则其体弱，体弱则命短。"此"体"之强弱，即指体质，也明确提出了先天遗传与体质的关系。清·陈复正在《幼幼集成·胎病论》中说："胎弱者，禀受于气之不足也。子于父母一体而分，而禀受不可不察。如禀肺气为皮毛，肺气不足，则皮薄怯寒，毛发不生……此皆胎禀之病，随其脏气而求之。"陈氏指出胎弱是气虚体质形成的内在原因之一。先天遗传较难改变，往往决定了体质的相对稳定性。

2.差异多样性

体质特征因人而异，其有明显的个体差异性，且千变万化，呈现出多样性，如《灵枢·

论痛》说:"筋骨之强弱,肌肉之坚脆,皮肤之厚薄,腠理之疏密,各不同",先天遗传因素的不同决定了人出生后就具有差异性,有了高矮、胖瘦、强弱等的不同。体质形成于先天,定型于后天,机体禀受父母的先天之精而成形,亦靠后天的水谷之精而发育成人。《景岳全书·论脾胃》曰:"盖人之始生本乎精血之原,人之既生,由乎水谷之养,非精血无以立形体之基,非水谷无以成形体之壮。"后天的自然、社会环境等也是造成体质多样性的重要原因,通过后天因素的影响,形成了体质的多样性。《医学入门·瘟疫死证及妇人伤寒》曰:"东南山谷,地气湿热,病多自汗;西北高燥,地气寒凉,病多无汗;中原土郁,病多膨胀,饮食居处,各各不同。"自然、社会环境在机体的生长发育过程中有着不可或缺的地位,其决定着人体体质的类型及对某种病邪的易感性和发病倾向。同时,机体的多样性构成了个体差异征,它通过人体形态、机能和心理活动的差异现象表现出来,因此个体多样性差异现象是体质学说研究的核心问题。

3.形神一体性

"形神合一"是中医学体质概念的基本特征之一,属于中医哲学范畴,指人体的形体和精神两者相互统一。《黄帝内经·素问》云:"形乎形,目冥冥,问其所病,索之于经,慧然在前,按之不得,不知其情,故曰形;神乎神,耳不闻,目明心开而志先,慧然独悟,口弗能言,俱视独见,适若昏,昭然独明,若风吹云,故曰神。"《外经微言·阴阳颠倒篇》"至道无形而有形,有形而实无形,无形藏于有形之中,有形化于无形之内,始能形与神全,精与神合乎"。精神和形体相互依存,相互为用,在机体中形成了身心的统一。《灵枢·天年》有云:"黄帝曰:何者为神? 岐伯曰:血气以和,营卫以通,五藏以成,神气舍心,魂魄毕具,乃成为人。"经文提示,一个完整的人应该是形(营卫、气血、五脏)和神(神气、魂魄)的统一体。复杂多样的体质差异现象全面地反映着人体在形态结构(形)以及由脏腑机能活动所产生的各种精神活动(神)这两个方面的基本特征,是生理特性与心理特性的综合体,是对个体身心特性的高度概括。

4.群类趋同性

同一种族或聚居在同一地域的人,因为生存环境和生活习惯相同,具有相同或相似的遗传背景和生活条件,从而使这一人群的体质具有相同或类似的特点,形成了地域人群的不同体质特征,使特定人群的体质呈现类似的特征,因此体质具有群类趋同性。《素问·异法方宜论》记载:"东方之人,海滨傍水,食鱼而嗜咸,肤色较黑;西方之人,陵居而多风,水土刚强,以油脂类食品为主要食物;北方之人,多依山陵而居,常处于风寒凛冽的环境中,喜游牧和野外住宿,食牛羊乳汁;南方之人,地处低下,水土弱,多雾露,喜酸及肉类食物,肤色红润;中原一带的人,地处平原而多温,杂食五谷,不爱运动。"这段记载说明,由于地理环境的不同,人们受着不同的水土条件、气候类型、饮食结构、居住条件、生活方式的影响,从而在生理上形成了不同的生态型体质。《医学源流论·五方异治论》曰:"人禀天地之气以生,故其气体随地不同。西北之人,气深而厚,凡受风寒,难于透出,宜用疏通重剂;东南之人,气浮而薄,凡遇风寒,易于疏泄,宜用疏通轻剂……若中州之卑湿,山陕之高燥,皆当随地制宜。故入其境,必问水土风俗而细调之,不问各府各别,即一县之中风气亦有迥殊者。并有所产之物,所出之泉,皆能致病。"可见,古人早已认识到地域环境乃至种族家庭对机体体质的影响,体质的这种群类趋同特征,影响着机体的发病,同时也给医者遣方用药提供了思路。

5.相对稳定性

个体在生长发育方面具有相对稳定性,《灵枢·天年》曰:"血气已和,营卫已通,五脏已成,神气舍心,魂魄毕具,乃成为人",个体秉承于父母的遗传信息,使其在生命过程中遵循某种既定的内在规律,呈现出与亲代类似的特征,这些特征一旦形成,不会轻易改变。"人生十岁,五脏始定,血气已通,其气在下,故好走;二十岁,血气始盛,肌肉方长,故好趋;三十岁,五脏大定,肌肉坚固,血脉盛满,故好步;四十岁,五脏六腑十二经脉,皆大盛以平定,腠理始疏,荣华颓落,发颇斑白,平盛不摇,故好坐;五十岁,肝气始衰,肝叶始薄,胆汁始减,目始不明;六十岁,心气始衰,苦忧悲,血气懈惰,故好卧;七十岁,脾气虚,皮肤枯;八十岁,肺气衰,魄离,故言善误;九十岁,肾气焦,四脏经脉空虚;百岁,五脏皆虚,神气皆去,形骸独居而终矣。"机体在生长壮老已的过程中,大致遵循某一特定的规律,因而在生命过程某个阶段的体质状态具有相对的稳定性。

6.动态可变性

先天禀赋决定着个体体质的相对稳定性和差异性,后天各种环境因素、营养状况、饮食习惯、精神因素、年龄变化、疾病损害、针药治疗等,使得体质具有可变性。《黄帝内经·素问》中提到,男女在不同年龄段身体处在不同的健康状态,"女子七岁,肾气盛,齿更发长。二七,而天癸至,任脉通,太冲脉盛,月事以时下,故有子。三七,肾气平均,故真牙生而长极。四七,筋骨坚,发长极,身体盛壮。五七,阳明脉衰,面始焦,发始堕。六七,三阳脉衰于上,面始焦,发始白。七七,任脉虚,太冲脉衰少,天癸竭,地道不通,故形坏而无子也。丈夫八岁,肾气实,发长齿更。二八,肾气盛,天癸至,精气溢泻,阴阳和,故能有子。三八,肾气平均,筋骨劲强,故真牙生而长极。四八,筋骨隆盛,肌肉满壮。五八,肾气衰,发堕齿槁。六八,阳气衰竭于上,面焦,发鬓斑白。七八,肝气衰,筋不能动。八八,天癸竭,精少,肾脏衰,形体皆极,则齿发去"。体质的可变性具有两个基本规律:一是机体随着年龄的变化呈现出特有的体质特点;二是由外来因素不断变化的干扰所导致的体质状态的变化。两种变化往往同时存在,相互影响。

7.连续可测性

体质的连续性体现在不同个体体质的存在和演变时间的不间断性,体质的特征伴随着生命自始至终的全过程,具有循着某种类型体质固有的发展演变规律缓慢演化的趋势,这就使得体质具有可测性。《伤寒论》说"是以辛苦之人,春夏多温热病者,皆由冬时触寒所致,非时行之气也"。体质的这种可测性,解释了某些疾病的致病因素,阐明了非时之气致病的原理,同时,对不同体质受邪后疾病传变规律的这种预见性,也为临床治未病提供了可能。上医治未病,在对机体的体质有了一定的了解后,临床医生便可预知疾病的发展传变方向,从而先安未受邪之地,在病邪未侵犯他脏之前,真正做到早诊早治。

8.后天可调性

体质既是相对稳定的,又是动态可变和连续可测的,这就为改善体质的偏颇,防病治病提供了可能。古有春夏养阳、秋冬养阴之说,用以指导四时养生调摄,今人对其进行沿用并加以发挥,形成了现今的"冬病夏治"理论,阳虚之人易在冬季感受寒邪而为病,因此在阳气最盛的夏季进行调治,易改善机体阳气不足的症状而减少寒性病变的发生。充分应用体质的可调理性,可以提高全民的身体素质,减少病痛的发生。一方面可以针对各种体质类型及早采取相应措施,纠正和改善体质的偏倾,以减少个体对疾病的易感性,预防疾病的发生。另一方面可针对各种不同的体质类型,辨证与辨体相结合,以人为本,充分发挥个体诊疗的优势,提高疗效。

第二节　体质学说的形成和发展

在中医学史上,对于体质有过几种不同的用词。在《内经》中常用"质"等以表体质之义。《素问·厥论》:"此人者质壮"。此后,唐·孙思邈《千金要方》以"禀质"言之;宋·陈自明《妇人良方》称为"气质";明·张介宾以"禀赋"、"气质"而论的同时,较早运用"体质"一词,他在《景岳全书·杂证谟·饮食门》中说:"矧体质贵贱尤有不同,凡藜藿壮夫及新暴之病,自宜消伐,惟速去为善,若以弱质弱病,而罔顾虚实,概施欲速攻治之法,则无不危矣。"到了清代,叶天士、华岫云开始直称"体质",自此,人们渐趋接受"体质"一词,普遍用它来表述不同个体的生理特殊性。

中医体质理论渊源于《黄帝内经》,临床应用起于东汉,发现于宋元明清,理论体系构建于现代,并得到深入研究与快速发展。其形成与发展可分为六个阶段;一是先秦至西汉时期,为中医体质理论形成的源头,《黄帝内经》初步奠定了中医体质学的基础;二是东汉时期,为体质理论临床应用的开端,以张仲景的《伤寒杂病论》为代表;三是三国至两宋时期,为中医体质思想的进一步积累时期,如唐·孙思邈《千金要方》以"禀质"言之、宋·陈自明《妇人良方》称为"气质";四是金元时期,为中医体质思想的不断丰富创新时期;五是明清时期,为中医体质思想的临床应用时期,清·叶天士明确提出了"体质"概念,《临证指南医案》中指出人有多种体质;六是20世纪70年代后期至今,为中医体质学快速发展与完善时期。

第三节　影响体质的因素

一、先天禀赋

先天禀赋,是指子代出生以前在母体内所禀受的一切,包括父母生殖之精的质量,父母血缘关系所赋予的遗传性,父母生育的年龄,以及在母体内孕育过程中母亲是否注意养胎和妊娠期疾病所给予的一切影响。《外经微言·命根养生篇》"天地锡人以命根者,父母予之也。合父母之精以生人之身,则精即人之命根也。魂魄藏于精之中,魂属阳,魄属阴,魂趋生,魄趋死"。先天禀赋是体质形成的基础,是人体体质强弱的前提条件。汉代王充曾指出:"夫禀赋渥则其体强,禀赋薄则其体弱"(《论衡》),先天禀赋的差异除了导致个体在形态结构方面的"长、短、肥、瘦、大、小"差异和功能方面的强弱差异外，更重要的是表现在个体阴阳气血质与量的差异上，而先天禀赋对体质差异影响的作用方式是通过气血阴阳的差异表现出来的，因此，体质差异的本质即在于这种由禀赋所决定的体内阴阳气血多少的不同。

二、年龄因素

体质是一个随着个体发育的不同阶段而不断演变的生命过程，某个阶段的体质特点与另一个阶段的体质特点是不同的。初生小儿属稚阳未充、稚阴未长者，就是说小儿时期无论是在属阳的各种生理活动方面，或是在属阴的形质方面，都是不成熟、不完善的，即所谓"脏腑娇嫩，形气未充"，故其病易寒易热，易于传变；青壮年气盛血足，筋骨强健，形体发育渐趋成熟，各脏腑机能逐渐健全，形成了稳定的体质类型，此时是体质最为强健的阶段，抵抗力强，不易感邪致病，即使生病也以实证为主，精气不衰，病轻易治，预后良好；中老年人易肝肾亏虚，精血不足，生理上由盛转衰，逐渐出现阴阳气血失调，脏腑功能减退，形体趋向衰老，此时期机体抗病力下降，加之中老年人承担的社会和家庭责任较大，容易出现劳逸失度、将息失宜、起居调摄不当等情况，病以虚证为主。年龄对体质的影响，贯穿整个生命过程，注重不同年龄段的体质差异，及时对偏颇体质进行调理，方能尽终其天年。

三、性别差异

由于男女在遗传特征、身体形态、脏腑结构等方面的差别，相应的生理机能、心理特征也就有异，因而体质上存在着性别差别。《难经》曰："脉有逆顺，男女有恒而反者，何谓也？然：男子生于寅，寅为木，阳也；女子生于申，申为金，阴也。故男脉在关上，女脉在关下，是以男子尺脉恒弱，女子尺脉恒盛，是其常也。反者，男得女脉，女得男也。男得女脉为不足，病在内。左得之，病在左；右得之，病在右，随脉言之也。女得男脉为太过，病在四肢。左得之，病在左；右得之，病在右，随脉言之，此之谓也。"男女性别不同导致的体质差异可以从脉象上反映出来，同一脉象，在男子为常脉，在女子则为病脉，因此需医务工作者悉心体察，探求本源。此外，男女在形态结构、生理功能等方面的差异导致了男女不同的体质特征。女性为阴柔之体，阴盛阳衰，脏腑功能较男性弱，《普济方·卷三百三十二》说："女子以阴为主，则阴胜乎阳"，概括来看，女子以血为本，且有经、带、胎、产等生理特性，故女子血病多见，以血虚为多。女子以肝为先天，肝藏血，主疏泄，主调畅情志，女性一般性格偏内向，感情细腻，容易多愁善感，故女子易被七情所伤，导致气机郁滞，发为情志病。男性为阳刚之体，脏腑功能较女性旺盛，气多血少，阴弱阳旺。《普济方·卷三百三十二》说："男子以阳为主，则阳胜乎阴"，在机体形态上，男性多见体格壮实高大，声音粗犷洪亮，肌肉腠理致密，卫外功能较强，在心理状态上，男性一般性格外向，心胸较宽阔，多刚毅果断，勇敢好斗，在发病特点上，男性易患阳证、热证，病情反应也均高于女性。

四、饮食因素

饮食结构和营养状况对体质有明显的影响，长期的饮食习惯和固定的膳食品种，日久可因体内某些成分的增减等变化而影响体质。饮食偏嗜会直接导致机体阴阳平衡失调而改变体质，如嗜食肥甘厚味，或醇酒乳酪，则肥甘生痰，厚味伤阴，易致湿从内生而成痰湿体质；过食辛辣，其走窜发散之味易助火伤阴而成阳热体质。饮食不洁或不节也会直接影响体质，饮食粗糙，饥饱不时，其多影响脾胃运化功能，从而影响气血生化，导致机体元气不足。饮食习惯不仅能直接影响体质，还能影响人体正气的强弱，要保持健康的身体、充沛的精力，还要注意饮食的搭配、节制。因此，应注意饮食的质量、数量、性味、摄取方法等，顺应四时季节的变化，调节起居，节制饮食。

饮食营养是人类生存的最基本条件，对保证人体生长发育，提高生理机能有着重要的作用，故《千金要方·食治方》中说："安身之本，必资于食"。体质与饮食有关，经常饥饿则身体虚弱，故《灵枢·五味》云："故谷不入，半日则气衰，一日则气少矣"。五味过嗜则引起脏气偏盛或偏衰而形成不同的体质。《素问·奇病论》有言："肥者令人内热，甘令人中满"。《脾胃论·脾胃虚实传变论》曰："元气之充足，皆由脾胃之气无所伤，而后能滋养元气，若脾胃之气本弱，饮食自倍，则脾胃之气既伤，而元气亦不能充，而诸病之所由生也"。指出脾胃之气本弱，如过量饮食，更损脾胃，饮食不佳，元气不充，体质虚弱，人体抗病能力下降，易发生各种疾病。寒凉派医家刘完素则认为，若生于北方，风土刚燥，百姓冬则围火，夏则饮冰，脍炙醇浓，饮食牛羊乳酪，从而形成阳热内盛的体质。可见体质与生活条件及饮食有关。

五、劳逸所伤

过度的劳动和安逸是影响体质的又一重要因素。《黄帝内经·素问》言："五劳所伤：久视伤血，久卧伤气，久坐伤肉，久立伤骨，久行伤筋。是谓五劳所伤。"劳逸失当导致的机体气血阴阳失衡，从而使人体的体质发生改变。故又有劳治、逸治之法，《石室秘录》曰："凡人太劳，则脉必浮大不伦，按之无力，若不劝其安闲作息，必有吐血损症之侵，故逸治不可不讲也。劳治者，使人身劳而后治之也。如人久坐则血滞筋疏，久卧则肉痿而骨缩，必使之行走于途中，攀援于岭上，而后以药继之也。"劳逸适度，劳而不倦，可增强体质。一般来说，适当的体力劳动，对体质的增强有积极的作用，但是，过于繁重的体力劳动，在严重污染环境下的体力劳动，精神情绪经常处于紧张状态下的劳动，操作分工过细，促使身体局部片面发展的劳动等等，对人的体质都将产生不利影响。反之，过度安逸又可使机体气血运行迟缓，气机阻滞，脏腑功能减弱，正气不足，而致体质虚弱多病。故日常调摄时应遵循《黄帝内经》所言："法于阴阳，和于术数，食饮有节，起居有常，不妄作劳，故能形与神俱，而尽终其天年，度百岁乃去"，做到有劳有逸，劳逸适度。因此，历代医家都非常重视劳逸的适度，指出适度的活动有助于体质的提高。

六、情志因素

情志是指人对客观事物的体验和反应，它涵盖了中医学的七情和五志，情志活动是由内外环境的客观刺激引起的，并随刺激的性质而变化。中医学将七情和五志与五脏相联系，如心主喜、肝主怒、脾主忧、肺主悲、肾主恐等，旨在说明人的情志变化是以生理活动为基础。《素问·阴阳应象大论》说："人有五藏化五气，以生喜怒悲忧恐。"七情的变化，可以通过影响脏腑精气的盛衰变化而影响人体的体质。《黄帝内经·素问》云："怒则气上,喜则气缓,悲则气消,恐则气下,寒则气收,炅则气泄,惊则气乱,劳则气耗,思则气结。"七情变化影响机体气机运行,导致气血运行失常,进而影响人体体质。异常的情感活动可以影响体质,而偏颇体质也可以影响人的情感活动。《灵枢·本神》所说:"肝气虚则恐,实则怒;心气虚则悲,实则笑不休",这种偏颇体质导致的异常情志活动,反过来又会影响体质,从而对机体的健康产生不利影响。现代科学研究发现,健康的心理活动能够发挥机体内部巨大的潜力,影响内分泌的变化,加速新陈代谢,增强人体体质。因此,重视情志活动对体质的影响也是必不可少的。

七、地理因素

不同地区或地域具有不同的地理特征,形成了不同的自然环境,人类就各自形成了与其生存环境相协调的自我调节机制和适应方式,从而产生并形成了不同自然条件下的体质特征。《素问·五气五行稽考》:"是故西北之民,金水象,金方水肥,人方正肥厚,东南之人,木火象,木瘦火尖,人多瘦长尖小,北人肥,南人瘦,理宜然也。北人赋性沉厚,体貌肥,上长下短,头骨大,腰骨小,此本体也。若光明磊落,见机疾速,腰背丰隆者,元气固藏,富贵寿考,坎中藏真火生真水而为雨露也。南人赋性急暴,体貌尖瘦,下长上短,头骨偏,腰骨软,此本体也。若宽大度,机谋详缓,脑额圆耸,元气固藏,富贵寿考,离中藏真水降真火而为利气也。"

地理环境差异,形成了个体体质在形体样貌及平素阴阳盛衰方面的差别,导致了体质的多样性。自然环境的变化直接或间接地影响着人类的生存活动,因而人类要维持健康,必须随自然条件的变迁而不断自我调节,以适应其生存环境的变化规律,保持人体生理活动协调和平衡。

地理环境对体质的影响,早在《周礼·地官·司徒》有论述:"一曰山林……其民毛而方。二曰川泽……其民黑而津。三曰丘陵……其民专而长。四曰坟衍……其民皙而瘠。五曰原隰……其民丰肉而庳。"指出在不同的环境居住,居民体态和样貌各有特点,说明环境造成人类体质的不同。《素问·异法方宜论》:"东方之域,天地之所始生也。鱼盐之地,海滨傍水,其民食鱼而嗜咸,……鱼者使人热中,盐者胜血,故其民皆黑色疏理。其病皆为痈疡。……西方者,金玉之域,沙石之处,天地之所收引也,其民陵居而多风,水土刚强,其民不衣而褐荐,其民华食而脂肥,故邪不能伤其形体,其病生于内。……北方者,天地所闭藏之域也,其地高陵居,风寒冰冽,其民乐野处而乳食,脏寒生满病。……南方者,天地所长养,阳之所盛处也,其地下,水土弱,雾露之所聚也,其民嗜酸而食胕,故其民皆致理而赤色,其病挛痹。……中央者,其地平以湿,天地所以生万物也众,其民食杂而不劳,故其病多痿厥寒热。"指出了不同的地理环境造成了体质与发病特点的差异。

八、疾病药物及其他因素

疾病是促使体质改变的一个重要因素。药物具有不同的性味特点,针灸也具有相应的补泻效果,能够调整脏腑和经络的气血阴阳。《内经》曰:"阳盛则热,阴盛则寒。"外邪侵袭机体,易出现阴阳失衡。过度服用热性药物易助火伤阴动血,过量服用阴寒药物容易损伤阳气,疾病和药物都是通过影响阴阳的偏盛偏衰,从而改变机体的体质。个体体质的差异,五脏结构和功能的不同,以及气血阴阳的盛衰,决定了个体处于不同的机能状态,从而对各种致病因素的反应性、亲和性、耐受性不同。中医有"同气相求"的说法,即不同的体质类型容易感受相应的邪气,易患某种类型的疾病。清代医家吴德汉《医理辑要·锦囊觉后篇》云:"要知易风为病者,表气素虚;易寒为病者,阳气素弱;易热为病者,阴气素衰;易伤食者,脾胃必亏;易劳伤者,中气必损。须知发病之日,即正气不足之时",明确指出了体质的差异往往决定着个体对某些疾病的易感性。因此,在调理偏颇体质时,注重机体阴阳气血的盛衰,应用针灸等中医适宜技术进行干预,往往能收奇效。

第四节　体质的分类

中医体质类型是对个体在健康、亚健康或疾病状态下所表现的阴阳、气血、津液状态的描述,中医证候类型是对人体疾病状态下脏腑、气血、阴阳盛衰情况及病因、病位等方面的概括。证候与个体的体质特征、病邪性质、受邪轻重、病邪部位等因素密切相关,但起决定作用的是个体体质。

中医体质分类首见于《内经》。《灵枢·阴阳二十五人》对不同的体质现象进行归纳分类,将其划分为木、火、土、金、水五个主型,每个主型再划分为五个亚型,共划分出二十五种体质类型。《灵枢·通天》"盖有太阴之人,少阴之人,太阳之人,少阳之人,阴阳和平之人。凡五人者,其态不同,其筋骨气血各不等"的论述,划分出多阴而无阳的太阴之人、多阴而少阳的少阴之人、多阳而无阴的太阳之人、多阳而少阴的少阳之人以及阴阳之气和的阴阳和平之人五种体质类型。《灵枢·逆顺肥瘦》根据身体的形态不同将体质划分为肥人、瘦人、常人及壮士。《灵枢·卫气失常》又将肥壮体型划分为膏型、脂型和肉型三种体质类型。《灵枢·寿夭刚柔》对体质有刚柔、寿夭之分。《素问·血气形志》将人的形态与精神状况结合起来分形乐志苦、形乐志乐、形苦志乐、形苦志苦、形数惊恐共五形志,将体质按形志、苦乐进行了分类。《灵枢·本脏》则言:"五脏者,固有小大、高下、坚脆、端正、偏倾者;六腑亦有小大、长短、厚薄、结直、缓急。凡此二十五者各不同……"反映了《内经》以脏腑形态大小及肌肉坚脆等作为区分不同体质的重要依据,说明内脏形态和功能活动的差异是产生不同体质的重要基础。《金匮要略》不仅强调"男子"与"妇人"体质有区别,而且把不同人群体质与病证联系起来,如用"平人"、"强人"、"盛人"、"瘦人"以及"老小"等表示体质强弱;用"疮家"、"失精家"、"中寒家"、"酒家"等表示各种体质特点,并以此作为判断易感某些致病因素和病证倾向性的依据。

目前中华中医药学会王琦教授在《中医体质分类与判定》一书中,结合临床实践,提出了体质九分法,即平和体质、气虚体质、阳虚体质、痰湿体质、湿热体质、阴虚体质、气郁体质、血瘀体质、特禀体质。体质类型相对较稳定,基本不会直接由一种体质类型转变为另一种体质类型,一般需要经过一个相对稳定的正常体质作为过渡阶段。但体质可以因年龄、性别等变化而变化,在生长发育、衰老、死亡的过程中,五脏精气由盛至衰,影响着人体的生理活动,同时也改变着人的体质。

第五节 偏颇体质的中医调理

体质是指人体在生命过程中,在先天禀赋和后天获得的基础上所形成的在形态结构、生理功能和心理状态方面综合的相对稳定的特质。人体的体质是正气盛衰偏颇的反映,体质的强弱决定着发病与否及发病情况,同时也会影响疾病的传变。体质不仅会影响疾病的发生和传变,也会在一定程度上指导医者处方用药。体质有阴阳之别、强弱之分、偏寒偏热之异,所以在诊疗疾病的过程中,患者的体质状态是开方用药的重要依据之一。临床上我们常用的调理偏颇体质的中医药技术方法有很多,主要有以下几种。

1.针刺

针刺是通过不同规格的毫针刺激体表的经络、腧穴,而激发经气,加强气血运行,从而使痹阻、壅滞的经络得以疏通,达到防治疾病的目的(如图1-1)。早在远古时代,人类居住在阴暗潮湿的山洞加上要狩猎野兽,故多发生风湿和创伤性疾病。当身体某处疼痛时,自然会想去用硬物按揉、捶击以减轻疼痛,或用楔状石块叩击身体某部,或者用比较锋利的东西放出一些血液可使疗效更为明显,从而创用了以砭石为工具的医疗方法,这就是针刺的萌

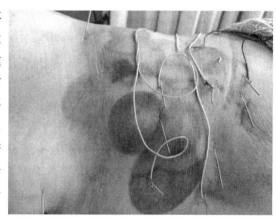

图1-1 针刺疗法

芽。《山海经》记载有:"高氏之山,有石如玉,可以为箴",这记载了人类以砭石代针治病的起源。随着人类智慧和社会生产工艺的不断发展,针具由石针、骨针逐步发展为青铜针、铁针、金针、银针,直至现代的不锈钢针,针刺治病一直发挥着其不可替代的作用。《灵枢·九针十二原》"以微针通其经脉,调其血气",明确指出针刺具有疏通经络、调节气血的作用。《针灸甲乙经》"凡用针者,虚则实之,满则泄之,菀陈则除之,邪胜则虚之。虚实之要,九针最妙。补泻之时,以针为之。泻曰迎之。迎之意,必持而内之,放而出之",说明针刺具有补虚泻实、扶正祛邪的作用。在针刺操作过程中,正确施用补泻手法,同时结合腧穴偏补偏泻的特性,就可使机体恢复阴平阳秘的阴阳调和之态。中医补虚泻实的治疗原则中,虚则补之,实则泻之,是针刺补泻的大体原则,在临床应用中可根据患者体质不同而选择运用。在临床操作中,针刺配合相应的补泻手法能达到很好的治疗效果,如在针刺得气后行三进三退的补泻手法,即施用"烧山火"、"透天凉"的手法,能使患处产生温热或寒凉的感觉,从而有效缓解寒痹或热痹的临床症状;此外,针灸对急症的治疗也有一定的疗效,如在水沟穴针刺或用雀啄法刺激水沟至眼球湿润,能治疗窍闭神昏的厥证。大量动物实验表明,针刺作用可以刺激中枢神经产生内啡肽和强啡肽等内源性的镇痛物质,

可有效缓解外周特定部位的疼痛。在针刺作用下,这些物质在体内的产生和消失,决定了针刺治疗疼痛的强弱。

2.艾灸

艾灸是将艾条燃烧后产生的温热效果渗透于机体,从而达到开宣温阳,散寒除痹,扶正祛邪的作用。《说文》云:"灸,灼也,从火,久声",灸法是一种用火治病的方法,故灸字从"火"从"久",有在火旁久坐的烧灼感觉,大多用于治疗老弱久病之人,效果持久,且必须持久施治,故从久。灸的发明,亦起源于远古时代,在经历了钻木取火及熟练保存火种,掌握了用火技能以后,人类发现当身体的某部分疼痛时,近火取暖可使疼痛有所缓解,故认识到温热可以用于治疗疾病,继而从各种树枝施灸发展成艾灸。《素问·异法方宜论篇》记载:"北方者,天地所闭藏之域也,其地高陵居,风寒冰冽,其民乐野处而乳食,脏寒生满病,其治宜灸焫。故灸焫者,亦从北方来。"说明艾灸的温热效应可以达到祛风散寒除湿的作用。《灵枢·官针》有"针所不为,灸之所宜",《徐氏针灸》也说"药之不及,针之不到,必须灸之",可见艾灸有区别于针刺的作用,能达到针刺所没有的效果。《备急千金要方》中说"凡病皆由血气壅滞不得宣通,针以开导之,灸以温暖之",说明艾灸治疗以温阳为主,主要治疗虚寒性疾病。《医学入门》云"丹溪凡灸有补泻,若补,火艾灭至肉;泻,火不要至肉,便扫除之,用口吹风主散。虚者灸之,使火气以助元阳也;实者灸之,使实邪随火气而发散也;寒者灸之,使其气之复温也;热者灸之,引郁热之气外发,火就燥之义也",指出艾灸治病虽以温热为主,但根据不同的操作手法也可达到补泻的作用,通过艾条燃尽与否而出现温阳散寒及发散火邪的作用,从而调整人体阴阳。临床上艾灸多用于虚寒性或疼痛性疾病,如直接灸中脘、神阙等穴可以治疗脾胃虚寒等导致的脘腹胀满不舒、消化不良等病症;隔姜灸可以借助生姜的发散作用,加强艾灸温经散寒的效果,多用于外感寒湿等邪引起的全身或肢体关节疼痛等疾病。

3.拔罐

拔罐是以罐为工具,利用燃火、抽气等方法产生负压,使之吸附于体表,造成局部瘀血,以达到通经活络、行气活血、消肿止痛、祛风散寒等作用的疗法(如图1-2)。拔罐疗法在我国有着悠久的历史,早在成书于战国时期的帛书《五十二病方》中就有关于"角法"的记载,角法就类似于后世的火罐疗法。《外台秘要》中记载"京师偏饶此虫,遍用诸药涂敷不能应时有效,遂依角

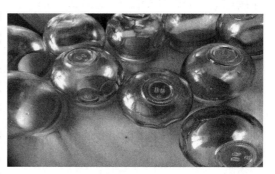

图1-2 拔罐疗法

法。以意用竹依作小角,留一节长三四寸,孔径四五分。若指上,可取细竹作之。才令搭得螫处,指用大角,角之气漏不嘬,故角不厌大,大即嘬急瘥。速作五四枚,锉内熟煮,取以角螫处,冷即换。初被螫,先以针刺螫处出血,然后角之,热畏伤肉,以冷水暂浸角口二三分,以角之,此神验",可以看出竹罐是最早出现的拔罐器具,通过拔罐配合针刺可以治疗虫毒咬伤,以及外用药效果不好的疾病,说明拔罐具有祛腐生肌的作用。目前常用的罐具主要有竹罐、玻璃罐、抽气罐。竹罐利用药液的渗透作用吸附,虽然竹罐吸力不强,

但可利用药液的渗透作用而增强治疗效果。玻璃罐罐口光滑,质地透明,便于观察拔罐部位皮肤充血、瘀血程度,从而掌握留罐时间,是目前临床应用最广泛的罐具。抽气罐是利用罐顶活塞来控制空气抽排,方便临床使用。不同的拔罐方法也适用于不同的病症,留罐法刺激温和,多用于风寒湿痹导致的颈肩腰腿疼痛。走罐法刺激较强,用于面积较大、肌肉丰厚的部位如腰背部,多用于感冒、咳嗽等病症,同时,走罐时使用的介质也可在一定程度上达到辅助治疗疾病的目的。闪罐法在吸拔后立即取下,反复吸拔多次至皮肤潮红、充血或瘀血为度,多用于局部皮肤麻木、疼痛或功能减退等疾患,尤其适用于不宜留罐的部位,如用于面瘫的治疗。刺络拔罐法可加刺络放血拔罐的作用,多适用于热证、实证、瘀血证及某些皮肤病,如神经性皮炎、痤疮、丹毒等。留针拔罐法是在针刺的基础上配合拔罐,能加强针刺的作用。

4.耳针

耳针技术是采用专门的针具或丸状物在耳郭相应穴位进行刺激以诊治疾病的一种治疗技术(如图1-3)。早在《灵枢·五邪》篇就有运用耳穴诊治疾病的记载:"邪在肝,则两胁中痛……取耳间青脉以去其掣"。耳与脏腑生理病理有着密切的联系,如《素问·金匮真言论》说:"南方赤色,入通于心,开窍于耳,藏精于心",《厘正按摩要术》在汇集前人经验的基础上,提出了耳背与五脏的关系,指出"耳珠属肾,耳轮属脾,耳上轮属心,耳皮肉属肺,耳背玉楼属肝"的生理联系。在病理上,则有《证治准绳》云:"肺气虚则气少,……是以耳聋"的理论,说明耳穴是分布在耳郭上的各脏腑组织的反应区,而观察耳的形态、色泽等改变,则可"视其外应,以知其内脏",当机体出现病变时,可在相应的耳穴处出现局部反应,如压痛、结节、变色等,

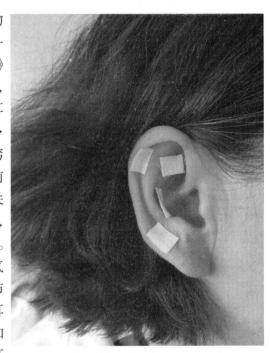

图1-3　耳穴疗法

利用这些现象可以诊断疾病,通过刺激这些反应点也可达到防治疾病、调理内脏功能的作用。现代研究表明,耳与脏腑器官在生理上密切联系,不仅存在着相关性,而且具有相对特异性,这为耳针法治疗疾病提供了客观依据。耳针疗法治疗范围广泛,临床上常用于治疗各种疼痛性疾病及某些功能紊乱性病症。耳针选穴的常用方法有:根据所患疾病的部位选穴,如胃痛选胃穴;根据中医理论选穴,如皮肤病选肺穴;根据现代医学理论选穴,如月经不调选内分泌穴;根据临床经验选穴,如目赤肿痛选耳尖穴等。刺激耳穴的主要方法有:针刺、埋针、放血、耳穴贴压、磁疗、按摩等。常用的耳穴贴压物有锨针、王不留行籽、莱菔子等。耳穴贴压后应根据病情嘱患者定时按揉以加强刺激作用。

5.叩刺法

叩刺法是用特制的浅刺针具如梅花针叩击皮肤,以疏通经络、调节脏腑虚实,从而治

疗疾病的方法。叩刺法又称为梅花针法、七星针法等,是中医的传统疗法之一。《灵枢·经脉篇》云:"夫十二之经脉者,人之所以生,病之所以成,人之所以治,病之所以起。"《素问·皮部论》云:"凡十二经脉者,皮之部也。是故百病之始生也,必先于皮毛。"人体的健康、发病及疾病的治疗都与经脉相关,同时,十二皮部为十二经脉之气散布之所在,发病之始,首当其冲。梅花针扣刺通过对浅表皮部的刺激和渗透作用,从而达到温通气血、疏通经络、振奋气机、增强机体抗病能力、治疗疾病的目的。早在晋代《肘后方》中就有记载"治疟疾寒多热少,或但寒不热,临发时,以醋和附子末涂背上。"明代李时珍《本草纲目》有"以赤根捣烂,入元寸,贴于脐心,以帛束定,得小便利则肿消"。叩刺渗透法把叩刺法和药物渗透法这两种方法结合起来,直接作用于人体,通过刺激加强药物渗透来达到治疗效果。

6.皮肤针疗法

皮肤针为丛针浅刺法,是以多支短针浅刺人体体表一定部位或穴位的一种针刺方法,是我国古代"半刺"、"浮刺"、"毛刺"等针法的发展。《灵枢·官针》:"半刺者,浅内而疾发针,无针伤肉,如拔毛状";"浮刺者,傍入而浮之,以治肌急而寒者也";"毛刺者,刺浮痹皮肤也"。皮肤针疗法可以疏通经络、调和气血,促使机体恢复正常,从而达到防治疾病的目的。皮肤针按形式和针数的不同分为梅花针、七星针、罗汉针和丛针等,临床常用来治疗皮肤病、疼痛类疾病、失眠等。皮肤针操作的选穴方法有循经叩刺、穴位叩刺、局部叩刺等,其中循经叩刺法是沿着经脉循行路线进行叩刺,常用于项背腰骶部的督脉及膀胱经。穴位叩刺常在特定穴处操作,局部叩刺法多在发病部位、压痛点、敏感点、感觉异常区及阳性反应点处进行操作。

7.穴位注射

穴位注射是通过选用小剂量中西药物注入相关穴位以治疗疾病的一种方法,该疗法不同于传统的针灸治疗,但又利用药物在经络的渗透作用,可加强针刺穴位产生的止痛、防御和调整作用。穴位注射应在中医辨证论治理论指导下进行,一般以2~4穴为宜,并宜选择肌肉较紧实的穴位,也可以用阿是穴,或检查时触到的呈结节、条索状等阳性反应的点。无论何种取穴,都不能脱离中医理论的指导,使疗效提高,更大限度发挥穴位注射疗法的优势。穴位注射在操作时应严格消毒,进针后不可强求得气感,亦不可刻意施用手法,以免造成局部组织附近神经、血管、肌腱的损伤。在针刺入穴位后,应回抽无血后方可将药液均匀、缓慢注入穴内。穴位注射的量应视注射部位而定,在不影响疗效的情况下,可以少推些药液,注射后局部可用艾灸、神灯照射减轻疼痛。目前临床常用的穴位注射药物有当归、丹参、维生素 B_1、维生素 B_{12} 等。本法适用于多种慢性疾病和疼痛性疾病,用药剂量取决于注射部位及药物的性质和浓度,根据病情每日或隔日注射1次,10次为1疗程,经临床观察,中病即止。

8.摩腹疗法

摩腹疗法属于中医脏腑推拿的一种自我按摩保健疗法,主要是对腹部进行有规律的按摩,如以肚脐为中心顺时针或者逆时针用力均匀的按摩,使脏腑受到推拿手法的直接刺激,该手法具有和中理气、通腑散结、行气活血等功效。《厘正按摩要术》曾言:"胸腹者,五脏六腑之宫城,阴阳气血之发源。"腹部作为人体上下的纽带,在推拿治疗中起重要的作用。冲脉是腹部的特殊经脉,起于胞中,又与奇经八脉中的督、任相合,同出会阴,有"一源三岐"之说。腹部推拿以"调冲通脉"理论为核心,"调冲"理论的提出,恰是基于冲脉在机体之中的重要性,腹部推拿通过其治疗作用,可以进一步促进十二经脉气血的流通,激发其功能,最终达到"通脉"的效果。摩腹疗法主要适用于胃脘痛、腹泻、痛经等病症。脾胃是气血生化之源,摩腹既可健脾助运而直接防治脾胃诸疾,又可培元固本,加强气血生化功能,而起到防治全身疾患的作用。摩腹疗法的操作以掌根为主,操作时手法宜柔和,多配合呼吸吐纳,力度以透热为度。临床上,腹部推拿多用于治疗功能性内科疾病,如肠易激综合征、紧张性头痛、广泛性焦虑症、心肾不交型失眠、疲劳综合征等,其总以健脾和胃、调气调神为治疗原则。在治疗中应遵循八纲辨证的原则,根据病人的不同体质及病性,通过"调冲通脉"腹部推拿法以达到不同的治疗目的;此外,腹部推拿法以脏腑和经络学说为基础,采用"俞募配穴"的原则有效调节脏腑功能,利用其手法轻巧的特点来解除患者病痛,避免了服药给患者带来的副作用。

9.穴位埋线

穴位埋线疗法是针灸的延伸,即是一种经络疗法(如图1-4)。它是将人体可吸收的生物蛋白线埋入穴位,达到长效刺激穴位,疏通经络,从而防治疾病的一种现代针灸替代疗法。该疗法通过肠线对穴位的机械性刺激,产生针刺效应,并起到针刺治疗中"静以久留"之效,继而肠线在穴位内缓慢分解、吸收的过程,对穴位持续刺激产生缓和而持久的"针感",以期达到"缓图为功"的治疗目的。埋线疗法具有疏通经络、调和气血、协调脏腑、平衡阴阳等作用,埋线的各种效应

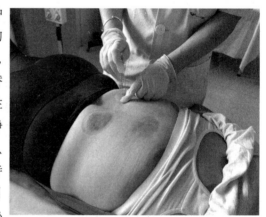

图1-4 穴位埋线

及刺激过程,形成一种复杂的刺激信息,作用于机体,埋线疗法具有双向的功能调整,调整的结果是提高了机体抗病力,消除了病理因素,从而使人体恢复其正常功能。其主要用于哮喘、三叉神经痛、面肌痉挛、癫痫、糖尿病、过敏性鼻炎、过敏性结肠炎、慢性胃炎、肥胖症、湿疹、慢性荨麻疹等疾病的治疗。临床上,穴位埋线多用于治疗单纯性肥胖、过敏性鼻炎及哮喘等疾病,疗效显著,但因穴位埋线将异物植入体内的特殊性,其对材料、工具的无菌性以及施术过程中的无菌环境、操作规范提出较高要求,其潜在的感染风险无法忽视,所以在操作时对施术者有较高的要求,避免感染。

10.蜡疗

蜡疗是一种利用加热的蜡敷在患部,或将患部浸入蜡液中的理疗方法(如图1-5)。中医蜡疗有着悠久的历史。《本草纲目》中曾有记载:"用蜡二斤,于罗中熔,捏作一兜鍪,势可合脑大小,搭头至额,其病立止也。于破伤风湿、暴风身冷、脚上冻疮,均有奇效",可见,明代医家已经认识到蜡液具有散寒除湿敛疮的作用,并以此来治疗外感病、冻疮等寒性病症。蜂蜡热容量大,能阻止热的传导,延长保温时间,同时,蜡具有可塑性,能与皮肤表面紧密贴合,此外,蜡中的有效成分,还能促进创面的上皮再生,所以蜡疗具有消除肿

胀、加深温热、松解粘连、软化瘢痕的作用，蜂蜡中的化学成分能刺激上皮组织生长，有利于皮肤表浅溃疡和创伤的愈合。现代蜡疗技术是把中药与蜡疗有机地结合在一起，可加强细胞膜通透性，减轻组织水肿，产生柔和的机械压迫作用，使皮肤柔软并富有弹性，能改善皮肤营养，加速上皮的生长，有利于创面溃疡和骨折的愈合，还具有镇痛解痉作用。临床上，蜡疗多用于软组织损伤，如腰肌劳损、肩周炎等的治疗，通过蜡疗，可使局部肌肉松弛，血液循环和淋

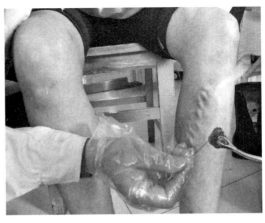

图1-5 蜡疗法

巴回流增加，减轻肿胀，消除疼痛，治愈率可达100%。此外，在腰椎间盘突出症的早期，利用蜡疗的温热作用可使局部毛细血管扩张，新陈代谢加快，局部的充血、水肿获得改善，进而减轻对神经根的压迫和刺激。治疗关节炎时可通过扩张局部毛细血管，增加其通透性，促进局部渗出的吸收，消除肌痉挛和增加软组织的伸展性，达到恢复关节功能的目的。蜡疗操作简单，效果明显，成本低，易推广，病人治疗无痛苦及副作用，患者乐于接受，是真正的自然疗法。

11.火针

火针又称为燔针、淬针、大针，是用一种特殊的针具，经加热烧红后采用一定的手法刺入到人体腧穴或患处的一种针灸治疗方法。《灵枢·枢官》中就有记载"淬刺者，刺燔针则取痹也"。《伤寒论》中也论述了火针的适应证和不宜用火针医治的病候。《千金翼方》有"处疖痈疽，针惟令极热"的论述。《针灸大成》指出了火针的使用方法："火针即淬针，频以麻油蘸其针，灯上烧令通红，用方有功。若不红，不能去病，反损于人"。

火针刺法具有温经散寒、通经活络的作用；主要用于治疗由于风、湿等病邪滞留体内所造成的痹证（如图1-6）。《素问·调经论》："五脏者，故得六腑与为表里，经络支节，各生虚实，其病所居，随而调之"；"病在骨，调之骨。燔针劫刺其下及与急者；病在骨，淬针药

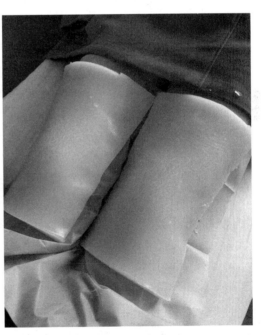

图1-6 火针疗法

熨"。清·郑梅涧《重楼玉钥》："火针主刺周身病，淫邪溢于肌体中。为风为水关节痹，关节一利大气通。火针者，即古人之燔针也。凡周身之淫邪，或风或水溢于肌体，留而不能过于关节，壅滞为病者，以此刺之。使关节利大气通，则淫邪壅于经络风虚肿毒，伤于肌体者，皆可去也。"指出火针可疏通气血，治疗病邪郁滞造成的各种病证。临床上火针常

用来治疗虚寒痛肿等症，如治疗风寒筋脉挛急引起的痹痛，或瘫痪不能动者，针扎入迅速拔出，急按住孔穴可止疼，不按则极痛。腹内肿块结积冷病者，针扎入缓慢拔出，并左右转动，以让污浊物流出。背部痈疽有脓没有头的，针扎入让脓流出，不可按孔穴。

根据不同的病症，火针分出了不同的刺法。经穴刺法主要适用于内科疾病，针具以细火针为主，进针深度较毫针刺法轻浅。痛点刺法是在病灶部位寻找最明显的压痛点进行点刺，本法适用于各种肌肉、关节、神经痛，针具以中粗火针为主，进针深度可适当加深。密刺法是用中粗火针密集的刺激病灶局部，适用于增生性、角化性皮肤疾病，如神经性皮炎等，针刺深度要适宜，一般以针尖透过皮肤病变组织而又刚接触到正常组织的深度为宜。围刺法是围绕病灶周围行针刺的一种刺法，其进针点多选择在病灶与正常组织交界处，主要适用于皮肤科、外科疾患，针刺的深浅应视病灶深浅而定，有时可直接刺络脉出血，以祛除瘀滞，可促进局部红肿消退。散刺法是以火针疏散地刺在病灶部位的一种刺法，多用于治疗麻木、瘙痒、拘挛和痛证，以浅刺为宜。

12.三棱针法

三棱针技术是用三棱针刺入血络或腧穴，放出适量血液以达到治疗疾病目的的一种操作技术，具有通经活络、开窍泻热、调和气血、消肿止痛等作用（如图1-7）。三棱针最早记载见于《灵枢·九针十二原》："四曰锋针，长一寸六分"；"锋针者，刃三隅，以发痼疾"。《灵枢·九针论》："四曰锋针，取法于絮针，筒其身，锋其末，长一寸六分，主痈热出血。"这是对于三棱针的结构和主治的最早

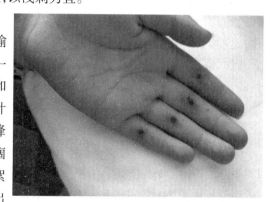

图1-7　三棱针法

描述。三棱针刺法临床主要用于各种实证、热证或瘀血、疼痛等，如热病痼疾、痈、丹毒、眼科疾病等，治疗热病痼疾是三棱针治疗疾病的基础和特色，也是三棱针治疗疾病的总纲。《灵枢》中有"热病面青脑痛，手足躁，取之筋间，以第四针于四逆"等记载。三棱针作为一种排脓工具，在古代就已经受到了重视，唐代《备急千金要方》："痈，已作脓者，当自出。若以锋针当孔上刺出脓，大好，至瘥乃洗去胶。"丹毒也是三棱针的一个优势病种。清代《古今医统大全》："治小儿丹毒，色赤游走不定。用细瓷器击碎，取有锋芒者一块，以竹箸一根劈开头寸许，夹住锋针，以腺扎定，以两指轻撮箸梢，将锋对患处悬寸许，再用筋一根击之，芒刺其毒，血出自愈。"三棱针刺法分为点刺法、散刺法、刺络法和挑治法四种。点刺法即用三棱针快速刺入人体特定浅表部位后快速出针的方法，此法多用于指、趾末端的十宣、十二井穴和耳尖及头面部穴位。散刺法是用三棱针在病变局部及其周围施行多点点刺的方法，操作时宜从病变边缘呈环形向中心点刺，以促进瘀血或水肿的排除，达到祛瘀生新、通经活络的目的。刺络法是用三棱针刺破人体特定部位的血络或静脉，放出适量血液的方法，此法多用于曲泽、委中等穴，治疗急性吐泻、中暑、发热等病症。挑治法是用三棱针刺入人体特定部位，挑破皮肤或皮下组织的方法，此法常用于肩周炎、胃痛、失眠、支气管哮喘、血管神经性头痛等病症。三棱针刺后出血，一般任其自然停止即可，注意无菌操作防止感染。

13.芒针技术

芒针技术是用针身细长、形如麦芒的针具深刺腧穴治疗疾病的针刺技术。芒针由九针之一的长针发展而来，其针身细长如麦芒，因其体长刺深，通过穴位刺激，易产生经络感传以及气至病所的针感，所以其治疗效果明显，临床上多用于治疗各种痛症和脏腑病症。芒针疗法演变于毫针疗法，其进针更深，选穴更少，在一定程度上扩大了针灸治疗病症范围。《针灸大成·素问九针论》中描述长针："八曰长针，取法于綦针，锋利身薄，长七寸，痹深居骨解腰脊节腠之间者用此，今之名跳针是也。"芒针深刺可达脊神经处，刺激神经传导，起到通经络的作用，可促进病变处坏死组织的分解消除，加快水肿消退，加速局部血液循环，改善脊神经根压迫程度，同时促进神经元的修复，明显改善患者症状。芒针刺法有四种，直刺适用于肌肉丰厚处的穴位；斜刺可从一穴透至病变经络、脏腑相关的腧穴，适用于骨隙中的穴位或重要脏器周围；横刺即沿皮透刺，循经一针可刺数穴，多用于头、胸、四肢等皮肤浅薄处；倒刺在于用针方向，如上廉泉穴，刺时针柄在下，针尖朝上，刺入舌根。芒针针刺时应缓慢，切忌快速行提插手法，以免刺伤内脏或大血管。

14.熏蒸疗法

中药熏蒸疗法又称为中药蒸煮疗法、中药汽浴疗法、药透疗法、热雾疗法等熏蒸疗法（如图1-8）。在一些少数民族地区，被称为"烘雅"。中药熏蒸是以热药蒸汽为治疗因子的化学、物理综合疗法。这种方法用于临床自先秦就有记载，后世亦不乏其术。到清代，中药熏蒸趋于成熟。新中国成立后，随着科学技术的日新月异，中药熏蒸无论是理论还是实践均亦有相应发展，逐渐泛用于休闲保健、康复疗养和临床治疗疾病等诸多方面。

中药熏蒸疗法应用于临床的记载始于先秦，《礼记》曰："头有疮则沐，身有疡则浴。"《黄帝内经》亦曰："其有邪者，渍形以为汗，邪可随汗解"。《五十二病方》随马王堆汉墓出土，明确提出用中药煎煮的热药蒸汽熏蒸治疗疾病，其中有熏蒸洗浴八方，

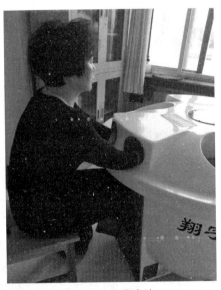

图1-8　熏蒸疗法

如用骆阮熏治痔疮；用韭和酒煮沸熏治伤科病症等。东汉医圣张仲景的《金匮要略》亦记述了用苦参汤熏洗治疗狐惑病蚀于妇人下部的药方与用法。晋朝葛洪的《肘后备急方》记述了煮黄柏、黄芩熏洗治疗创伤与疡痈症；唐代医药大家孙思邈的《千金要方》则记述了用大剂黄芪防风汤熏蒸治疗柳太后中风不语使其苏醒的方药，中药熏蒸疗法用于皇宫深院救治皇太后的中风重症，其在当时的作用和影响可见一斑。清代的《急救广生论》和《理瀹骈文》是中药外治分支科学体系的成熟与完善；尤其是《理瀹骈文》宏论之精辟、之辨证、之颠扑不破更是将中药外治从实践到理论推向一个全新的高度；其中融会贯通了外治宗师吴师机"余学外治十余年、逮亲验数万人，其治愈不胜计"的艰辛实践。新中国建立后，随着科技的进步，亦有一批很有影响的专著如《自然疗法大全》、《实用中医独特疗法大全》、《当代中药外治临床大全》、《中国医学疗法大全》等以及《宝欣疗法》等十余种

有关中药熏蒸洗浴疗法的单行本相继出版,师承前人,推陈出新,有力推动了中药外治和中药熏蒸疗法的不断发展。

熏蒸治疗以中药蒸汽为载体,辅于温度、湿度、力度的作用,可将药物在热力的作用下透过皮肤直入经络,传于全身、脏腑而融于津液之中,带动体内邪气随汗而出,而达到祛逐风寒湿毒的目的。其温热和药物渗透作用有利于局部水肿及炎症的吸收,消除局部肌纤维的紧张和痉挛,临床上广泛应用于精神疾病、类风湿病、腰酸背痛症、肩周炎、骨性关节炎、肢体功能障碍、肾功能衰竭等疾病。熏蒸操作时,一般将蒸汽温度控制在45℃左右,但应视具体情况调节蒸汽温度,以患者能耐受为宜,时间一般设定为30min左右。

15.刮痧疗法

刮痧疗法是以中医皮部理论为基础,在中医经络腧穴理论指导下,使用不同材质和形状的介质,在体表进行刮拭以防治疾病的中医外治技术,是一种具有疏通经络、活血化瘀等作用的自然疗法。临床上多用边缘光滑的嫩竹板、瓷器片、硬币等工具,蘸食用油或清水在体表部位进行由上而下、由内向外反复刮动,用以治疗有关的疾病。本法是临床常用的一种简易治疗方法,多用于治疗夏秋季节时令病,如中暑、外感、胃肠道疾病。《验方新编·痧疹》中细述刮痧疗法的作用,"盖以五脏之系,咸附于背,向下刮之,故则邪气亦随而降。"《保赤推拿法》记载:"刮者,医指挨儿皮肤,略加力而下也",说明刮痧可能是由推拿手法变化而来。《痧胀玉衡》曰:"刮痧法,背脊颈骨上下,又胸前胁肋两背肩臂痧,用铜钱蘸香油刮之。"此中详细记载了刮痧的部位、所用工具及介质。目前临床常用的刮痧工具多为水牛角,可于颈肩四肢及背部膀胱经刮痧,也可用于头面部。刮痧疗法具有宣通气血、发汗解表、舒筋活络、调理脾胃等功能,刮治背部的五脏腧穴,可使五脏经气流畅,逐邪外出,常用于外感性疾病和骨关节疼痛性疾病等。刮痧疗法不仅可以治疗疾病,亦可以预防和预测疾病,当体内出现一些微小变化时,无论有无症状,疾病发展程度如何,都会在经络穴位和局部相对应的区域有气血运行障碍。此时在这些部位刮痧,就会出现痧斑或者发现刮痧板下有不平衡、疼痛等阳性反应。所以刮痧可在身体没有表现出症状之前,就可反映出潜在的疾病和不良的健康状况。未病之人常做刮痧(如取背俞穴、督脉、足三里等)可增强卫气,卫气强则护表能力强,外邪不易侵表,达到保健养生的目的。《痧胀玉衡·痧症发蒙论》云:"如痧在肌肤者,刮之而愈;痧在血肉者,放之而愈,此二者皆其痧之浅焉者也,虽重亦轻。若夫痧之深而重者,胀塞肠胃,壅阻经络,直攻乎少阴心君,非悬命于斯须,即将危于旦夕,扶之不起,呼之不应,即欲刮之放之,而痧胀之极,已难于刮放矣。"可见,把握疾病发展的时机,诊疗疾病于初始阶段,遏制疾病在萌芽状态,是防治疾病的一种有效方法。刮痧操作时用力要均匀,由轻到重,以患者能够承受为度,一般刮至皮肤出现潮红、紫红色等颜色变化,或出现粟粒状、丘疹样斑点,或片状、条索状斑块等形态变化,并伴有局部热感或轻微疼痛。对于一些不易出痧或出痧较少的患者,不可强求出痧。

16.牵引疗法

牵引疗法是应用外力对身体某一部位或关节施加牵拉力,使其发生一定的分离,周围软组织得到适当的牵伸,从而达到治疗目的的一种方法(如图1-9)。该法适用于脊柱及四肢关节的牵引,具有解除肌肉痉挛、缓解疼痛,改善局部血液循环,促进水肿的吸收和炎症消退,松解软组织粘连,增加关节活动范围,改善或恢复脊柱的正常生理弯曲的作用,腰椎牵引还可加大椎间隙,减轻椎间盘内压力,解除神经根的刺激和压迫的作用,此外,牵引疗法还可用于脊柱外伤的早期制动和复位工作。

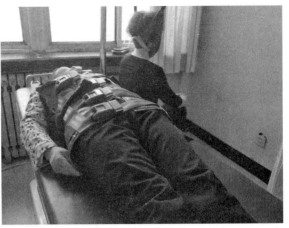

图1-9 牵引疗法

17.热疗

热疗是中医外治法中物理治疗的一类,是以高频电磁波为介体,将物理能量作用于人体病灶部位以治疗疾病的方法。利用高频电磁波,使人体产生内热,达到消炎、消肿、止痛和改善血液循环、解除肌肉僵硬、缓解肌肉和神经疼痛、提高机体免疫力的目的。此法除热效应外,尚有非热效应,也有治疗作用。磁热疗法适用于软组织损伤、颈肩腰腿疼、胃肠神经官能症以及神经痛等疾病。临床上,深部热疗多用于治疗肿瘤患者及促进各类伤口的愈合,促进胸腹腔积液的吸收,减轻风湿、类风湿性

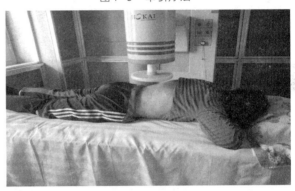

图1-10 高频热疗

关节炎、强直性脊柱炎等的临床症状,有效改善患者的生活质量。

常用的热疗法可分三类,即高频透热疗法、辐射热疗法和传导热疗法。高频透热疗法是利用高频或超高频电磁场作用于人体,使人体产生内生热,达到消炎、消肿、止痛和改善血液循环目的(如图1-10)。此法除热效应外,尚有非热效应,也有治疗作用。常用的方法有短波疗法、超短波疗法、微波疗法和毫米波疗法。辐射热疗法是利用红外辐射进行治疗,有止痛、消肿和改善局部血循环的作用。常用方法有红外线治疗、光浴、频谱治疗等。所用辐射器并不接触人体。传导热疗是利用热源介体直接接触人体,将热传入人体的治疗方法。有改善局部循环、消肿、止痛和缓解粘连的作用。某些热源介体除有热效应外,尚对人体有机械压力和化学刺激作用,常用方法有蜡疗、泥疗、中药熨敷、蒸汽、热空气和坎离砂等。

18.穴位敷贴

穴位敷贴是将不同功效作用的中药如白芥子、甘遂、细辛等加工成粉末状在人体相应穴位处进行贴敷,通过刺激穴位,激发经气,发挥治疗作用的方法。一般在农历三伏人体阳气最盛时进行贴敷治疗,连续治疗三年。穴位敷贴主要针对在冬季好发或受气候影响易发的疾病,选特定穴位进行贴敷,以气相应、以味相感,通过药物对穴位的温热刺激,使药物直达病处,既能防止药物的某些不良反应,又可使药物的作用增强,可起到扶正固本、调节阴阳、清宣肺气、化痰平喘、增强免疫功能的作用,从而达到激发正气、抵抗外邪,

以达到固本扶正的目的。该方法主要以"冬病夏治"为治疗思路,用于治疗哮喘、慢性支气管炎、过敏性鼻炎、小儿体虚感冒等呼吸系统疾病,还可用于风湿与类风湿性关节炎、强直性脊柱炎、慢性胃肠炎等疾病的预防治疗。在临床治疗过程中,笔者发现,正确运用中医辨证论治思路,针对虚寒喘症患者实施三伏天穴位贴敷治疗,具有显著的临床疗效,可有效缓解患者的症状,抑制过敏反应,改善免疫功能,且安全性可靠,有利于提高患者生命质量。

19.铺灸疗法

何氏药物铺灸疗法是艾灸的升华(如图1-11),属于艾灸疗法中隔物灸的一种,是在背部正中抹上姜汁,于其上均匀撒铺一层铺灸药末,再在药末上铺设灸饼,将艾炷置于灸饼上,状如长蛇,从上、中、下点燃艾炷,故又称"长蛇灸"。灸法古称"灸焫",又称艾灸。指以艾绒为主要材料,点燃后直接或间接熏灼体表穴位的一种治疗方法。《灵枢·经脉》曰:"陷下则灸之";《灵枢·官能》曰:"阴阳皆虚,火自当之","针所不为,灸之所宜";《素问·异法方宜论》曰:"藏寒生满病,其治宜灸焫"。铺灸疗法作为一种独特的艾灸疗法,是在传统施灸的基础上加以改进,在后世医家不断继承和发扬下形成的。其施灸面积大,燃烧时间长,温通作用持久,能更好地促使药物渗透吸收,增强疗效。铺灸材料中,艾绒可祛风散寒,温经通络;生姜味辛,可温经散寒,共用之,能激发经气,

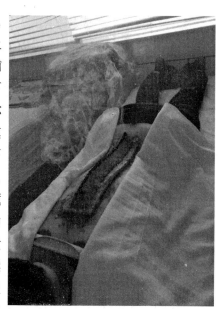

图1-11　药物铺灸

平衡阴阳,达到治疗疾病的目的。铺灸疗法在应用中,不同的疾病选用不同的铺灸散剂,加强其治疗作用。现代研究表明,铺灸疗法能增强患者的免疫力,控制炎症。临床上,铺灸疗法广泛用于强直性脊柱炎、痛经、遗尿、产后身痛等病症,施灸部位多在背部脊柱正中或两侧膀胱经及腰骶部,从上、中、下多点位点燃艾条,让其自然燃烧,待患者有灼热感或不能忍受时,将艾炷去掉,续一炷再灸(根据病情需要,调整所需炷数)。完成所灸壮数后,去掉艾炷,保留药末和姜泥,待没有温热感时,去掉所有铺灸材料,完成灸疗。铺灸疗法因其发散温通作用较强,故临床应用时应该准确辨证,在辨证论治理论的指导下,进行灸疗操作。此外,生姜味辛发散,刺激作用较强,故铺灸疗法不宜用于伤口及大面积瘢痕等处。

其他还有筋骨针法、音乐疗法等等。

第六节　心理健康调适

心理健康是指精神、活动正常、心理素质良好,大多与遗传相关。心理健康突出在社交、生产、生活上能与其他人保持较好的沟通或配合。心理健康的基本含义是指心理的各个方面及活动过程处于一种良好或正常的状态。心理健康的理想状态是保持性格完美、智力正常、认知正确、情感适当、意志合理、态度积极、行为恰当、适应良好的状态。与心理健康相对应的是心理亚健康以及心理病态。心理健康从不同的角度有不同的含义,衡量标准也有所不同。

心理健康,是现代人健康不可分割的重要方面,那么什么是人的心理健康呢? 大家都知道,人的生理健康是有标准的;同样,一个人的心理健康也是有标准的。不过心理健康的标准没有生理健康的标准那么具体与客观。了解与掌握心理健康的定义对于增强与维护人们的健康有着很大的意义。当人们掌握了衡量人的心理健康标准,以此为依据对照自己,就可以进行心理健康的自我诊断,发现自己的心理状况某个或某几个方面与心理健康标准有一定距离,就有针对性地加强心理锻炼,以期达到心理健康水平。如果发现自己的心理状态严重地偏离心理健康标准,就要及时求医,以便早期诊断与早期治疗。

世界卫生组织给健康下的定义为:"健康是一种身体上、精神上和社会适应上的完好状态,而不是没有疾病及虚弱现象。"从世界卫生组织对健康的定义中可以看出,与我们传统的理解有明显区别的是:它包含了三个基本要素:①躯体健康;②心理健康;③具有社会适应能力。具有社会适应能力是国际上公认的心理健康的首要标准,全面健康包括躯体健康和心理健康两大部分,两者密切相关,缺一不可,无法分割。这是健康概念的精髓。

中医体质学提出体质是特定躯体素质与一定心理素质的综合体,是"形神合一"思想在中医体质学中的具体表现,体质阴阳属性的不同直接影响个体的气质、性格,从而决定个体在面临创伤性事件时的应对措施、情绪体验以及心态调整能力等,关系着情志疾病的发生、发展及其转归、预后,结合艾森克人格测试量表及SCL-90心理健康测试量表,对中医体质类型与心理健康内在关系的相关性做了一定研究,得出中医9种体质对应心理特征及相关心理症状,对此进行相应心理健康调适建议,促进个体身心健康。

第七节　体质辨识对健康管理的意义

近年来,健康管理作为医疗卫生保健领域中一个新的概念,已经引入我国并越来越引起各方面的关注。在西方现代医学背景下产生的健康管理理念,已经形成了较为完整的理论体系和方法。中医认为,疾病的发生和发展与身体不同的体质特征有一定的关系,针对每一种偏颇体质,中医都有一套建立在中医理论和临床经验基础上的调整对策。通过中医的体质测评,可以为疾病的预测和健康指导提供依据。

健康管理不是泛泛地对整个人群提供同样的服务,而是通过健康评价对个体及人群进行筛选分类,然后根据其不同的健康问题和危险因素制定健康改善目标和干预措施,最终达到有效降低危险因素的目的。

从健康到亚健康再到疾病,体质因素的影响不可忽视。各种偏颇体质是疾病发生、发展与转归的内在依据。临床上通过客观地评价个人的中医体质类型,可以更加全面地了解其健康状况,获得预测个人未来发病风险的资料;通过全面调整偏颇体质的方法,可以改善个人的健康水平,实现健康管理的目标。中医体质学说的应用人群主要是健康人群和亚健康人群。体质可以分为正常体质和偏颇体质,正常体质相当于健康,偏颇体质相当于亚健康。健康人群和亚健康人群,经临床现代医学体检,一般没有异常指标,或者某些指标仅有轻微的变化,但又尚未达到临床疾病的诊断标准。对于这部分人群,我们不可能给出疾病诊断和中医证型,只能给出其中医体质的分型以及相应的中医健康改善计划。

健康人群和亚健康人群,也是健康管理的重点服务对象。这部分人群本身没有疾病或者仅仅是亚健康,没有必要去医院接受治疗,只需结合中医体质辨识对其进行健康干预,使其少得病或不得病,从而降低个人健康风险和疾病发生率,减少医疗开支。这正符合国家中长期科技发展规划"人口与健康"领域中的"疾病防治重心前移,坚持预防为主、促进健康和防治疾病结合"的精神,对发挥中医因人制宜"治未病"的优势,提高人类健康素质具有重要的实用价值。

1.客观评价个体的中医体质类型,全面了解其健康状况,可获得预测个体未来发病风险的资料。

2.根据所获得的资料可制定健康计划。

3.通过分析个体的体质类型,能预测患者疾病传变的倾向性。

4.了解患者体质,有助于医者处方用药。

5.通过调整偏颇体质,提高健康水平。

第二章 平和体质

第一节 平和体质的辨识

体质是指人体生命过程中,在先天禀赋和后天获得的基础上所形成的形态结构、生理功能和心理状态方面综合的、相对稳定的固有特质。人体的体质是正气盛衰偏颇的反映,体质的强弱决定着发病与否及发病情况,同时也会影响疾病的传变。体质不仅会影响疾病的发生和传变,也会在一定程度上指导医者处方用药。体质有阴阳之别、强弱之分、偏寒偏热之异,所以在治疗过程中,常以患者的体质状态作为立法处方用药的重要依据。古代中医典籍中没有"健康"一词的记载,但是通过对"平"与"和"的表述,展现了中医学对健康的理解。《素问·生气通天论》曰:"阴平阳秘,精神乃治",是对健康的总概括。平和体质正是"阴平阳秘"的体现,和健康的标准相符合。体质状态是健康状态的重要组成部分,体质辨识是评价健康状态的主要方法和手段。

平和体质亚量表共包括8个条目:①您精力充沛吗?②您容易疲乏吗?③您容易感到闷闷不乐、情绪低沉吗?④您说话声音低弱无力吗?⑤您能适应外界自然和社会环境的变化吗?⑥您比一般人耐受不了寒冷(冬天的寒冷、夏天的空调、电扇)吗?⑦您容易失眠吗?⑧您容易忘事(健忘)吗?每个条目均采用没有、很少、有时、经常、总是5段评分法,相应计分为1、2、3、4、5分。然后计算原始总分,根据总分计算转化分,转化分≥60分,其他8种体质转化分均<30分,即可判定为平和体质。

原始分数=各个条目分值相加,转化分=[(原始分−条目数)/(条目数×4)]×100。

平和质所占人群比例约为32.75%,也就是1/3左右。男性多于女性,年龄越大,平和体质的人越少。

第二节 平和体质的特点

一、平和体质的形体特点

平和体质者体形匀称,骨骼肌肉强壮,运动灵活有力。平和体质者在生命过程中较易保持稳定的形体特征,基本遵循人体生长壮老已的规律,较少出现大的体质变化及疾病。平和体质者先天禀赋优良,若重视后天调摄,饮食起居得当,加之合理的心理疏导,则容易保持阴平阳秘的平和状态,而尽终其天年,度百岁乃去。

二、平和体质的常见表现

平和体质的人表现为体态适中,面色与肤色虽有五色之偏,但都明润含蓄,我国正常人的面色应是黄中隐红,可随季节、饮食等外界因素而出现相应的面色变化;头发稠密有光泽,目炯炯有神,明亮内含;不易疲劳,耐受寒热,睡眠安和;食量适中,二便通调;精力充沛,反应灵活,思维敏捷,工作潜力大;自身调节和对外适应能力强。

1.每天睡眠时间保持在七八个小时,一整天都精力充沛。

2.说话底气足,较能耐受寒热。

3.适应能力强,记忆力很好,很少丢三落四。

4.头发乌黑秀丽,富有光泽,无脱落。

5.面色红润,无色斑、褐斑、黑眼圈、眼袋及皮肤干燥、易起皱纹的现象。

6.与一般人相比,唇红齿白,牙齿坚固。

具有这类体质的人,不易感受外邪,很少生病。即使生病,多为表证、实证,且易于治愈,康复亦快,有时会不药而愈。如果后天调养得宜,没有外伤、慢性疾患及不良生活习惯,其体质不易改变,可以长寿。

三、平和体质对外界环境适应能力

平和体质者对自然环境和社会环境适应能力较强,不容易疲劳,耐受寒热。其体质不易随季节变化而出现改变,能顺应自然界气候的变化,做到天人相应,保持身体健康。此外,平和体质者因其处于阴阳平和的状态,故不易产生大的情绪波动,同时在面对社会和工作压力的时候,也能较好地调节适应,产生良性反应。

四、平和体质的发病倾向

平和体质者不易感受外邪,很少生病,或虽病较轻,病了也容易康复。平和体制的人一般心态都比较随和平稳,遇到事情沉着、冷静。男性多于女性,随着年龄的增大这种人越来越少。对自然环境和社会环境的适应能力较强。

五、平和体质的心理特点

平和体质者性格随和开朗,易与人相处。这种人体态适中,精力充沛,面色红润,目光有神,饮食好,睡眠好。

第三节　平和体质的中医调养

1.晨起用食、中指指腹或掌根先逆时针以脐为中心摩腹50次再顺时针摩腹。

2.拇指指端点按天枢、中脘、气海、足三里、肾俞、太冲等腧穴。

3.取足三里穴、关元穴、三阴交穴。每次选1~2对穴，用小艾柱灸，每穴灸3~5柱，每日1次或每穴艾条悬灸10min，致局部潮红、湿热为度（如图2-1）。关元穴先用旋转移动的回旋灸3~5min，再用温和灸；灸三阴交可沿脾经往返移动回旋灸3~5min，再用温和灸。关元用单点灸，其余穴位用双点灸。都要灸至皮肤起红晕为止。

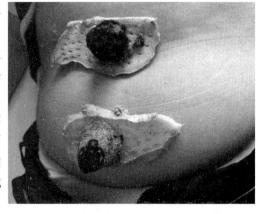

图2-1 艾灸

4.皮肤针叩刺合谷、手三里、曲池、内关等，操作前应嘱咐患者取坐位或卧位等舒适体位，并暴露针刺施术部位，用碘伏棉签消毒皮肤。叩打时手握皮肤针远端，使用较轻的腕力，使患者感到轻度的疼痛感，至皮肤潮红或微渗血为度，每日1~2次。

5.耳针取肾、神门等穴，在耳穴上确定穴位或寻找阳性反应点后碘伏消毒，根据需要选用15mm短柄毫针或用特定之图钉形针，以左手固定耳郭，右手进针，进针深度以穿破软骨但不透过对侧皮肤为度，留针10~20min，留针期间碾压1~2次，出针后用消毒干棉球压迫针孔，防止出血，再用碘伏棉签消毒，预防感染。亦可用中药王不留行的贴压法，用一手固定耳郭，另一手固定镊子夹取耳穴压丸贴片贴压于耳穴并适度按揉，根据病情嘱患者定时按揉。宜留置2~4d。

第四节 平和体质的饮食指导

根据王琦教授中医体质的9种类型，平和体质为正常体质，其他8种均为异常体质。对于平和体质的人，养生保健宜饮食调理而不宜药补，因为平和之人阴阳平和，不需要采用药物来纠正机体的阴阳盛衰，如果用药物补益反而容易破坏阴阳平衡。对于饮食调理，首先要"谨和五味"。饮食应清淡，不宜有偏嗜。因为五味偏嗜，会破坏身体的阴阳平衡状态，如过酸伤脾、过咸伤心、过甜伤肾、过辛伤肝、过苦伤肺。

其次，在维持自身阴阳平衡的同时，平和体质的人还应该注意自然界的四时阴阳变化，顺应此变化，以保持自身与自然界的整体阴阳平衡。再则，平和体质的人还可酌量选食具有缓补阴阳作用的食物，以增强体质。

四时季节的交替，气候的变化，对人体的生理功能有一定的影响。最好能根据不同季节的气候特点，进行饮食调养，以维持体质平和，促进健康，防止疾病的发生。

春季：此时阳气升发，万物萌发。人应于此，体内阳气亦当升发，亦当舒畅条达，故春宜顺应阳气升发之性，吃清轻升发的食物，但应注意升而不散，温而不燥。宜多食蔬菜，因蔬菜属植物，多具调达之性，如菠菜、木耳、香菇、韭菜、芹菜、豆芽等轻清升发之品。

夏季:此时阳气隆盛,气候炎热,万物繁茂。人应于此,体内亦为阳盛,故夏季宜饮食清淡,应选用清热解暑、清淡芳香之品,不可食用热性食物。应该多吃水果(图2-2),如西瓜、香瓜、哈密瓜、梨等,及其他清凉生津的食品,如绿豆、冬瓜、苦瓜、黄瓜、生菜、银花、菊花、夏枯草、芦根、荷叶等以清热祛暑。

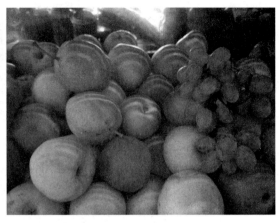

图2-2 水果

长夏:即农历六月,此时天热下蒸,地湿上腾,氤氲熏蒸,湿气弥漫,为一年之中湿气最盛则脾易为湿困,运化失司,每见头身困重、目眩、胸闷腹胀、食少纳呆、腹泻等水湿内停之象。此时宜用芳香化湿,或渗淡利湿之品以助脾气之健运,如薏米、扁豆、冬瓜、藿香、佩兰、茯苓、车前子等祛湿健脾之品,忌滋腻之品。

秋季:阴气渐长而阳气日消,秋气以燥为主,此时宜多食滋润之品以保护阴津,如银耳、百合、麦冬、梨、胡麻仁、阿胶等。

冬季:阴气大盛,而阳气潜藏,万物亦随阳气潜藏而蛰伏。人与之相应,则阳气宜潜藏。《黄帝内经》有"用寒远寒,用凉远凉,用温远温,用热远热,食宜同法"之说,即炎热季节慎用热性的食物与药物,如姜、肉桂、狗肉、羊肉等,以防助热伤阴;寒凉时节慎用寒凉食物与药物,如绿豆、冬瓜、苦瓜、梨等,以防损伤阳气,可视作四时食宜的总则。进食时应当缓和从容,细嚼慢咽,专心致志。另外,进食的环境应当宁静整洁、气氛轻松愉快,这些都有利于食物的消化和吸收。进食之后,可以做一些调理,如食后散步、食后摩腹、食后漱口,长期坚持也可益脾健胃,不失为养生之法。

适合平和体质人群的药膳:

1.百草脱骨鸡

原料:茯苓、百合、龙眼肉、芡实、枸杞子、山楂、白果、花椒各3g,蜂蜜少许,母鸡1只,鸡汤适量。

制法:母鸡处理干净;茯苓、百合、龙眼肉、芡实、枸杞子、山楂、白果、花椒粉碎,包煎煮,过滤去渣,取得药汁;母鸡放入砂锅,倒入药汁、蜂蜜、鸡汤,小火慢炖,煮熟即可。

功效:滋养五脏,补益气血。

2.南瓜饮

原料:绿豆50g,老南瓜500g,盐适量。

制法:绿豆洗净,趁水未干时加入盐少许(3g左右)搅拌均匀,腌渍几分钟后,清水冲洗干净;南瓜去皮、瓤,洗净,切成2cm见方的块。锅内加水500ml烧沸,先下绿豆煮沸2min,淋入少许凉水,再煮沸,将南瓜块入锅,盖上锅盖,小火煮至绿豆开花,加入少许盐调味即可。

功效:益气生津,健脾养胃。

3.山药芝麻糊

原料:山药15g,黑芝麻、冰糖各120g,玫瑰酱6g,鲜牛奶200ml,粳米60g。

制法:粳米洗净,浸泡1h,捞出;山药洗净,去皮,切成小粒;黑芝麻炒香;把粳米、山药粒、黑芝麻放入搅拌器,加水和鲜牛奶打成糊;锅中加入清水、冰糖,溶化过滤后烧沸,将芝麻糊慢慢倒入锅内,放入玫瑰酱不断搅拌,煮熟即可。

功效:长期服用,理气健脾,益寿延年。

4.莲子百合煲瘦肉

原料:莲子30g,百合30g,猪瘦肉200g,盐适量。

制法:莲子、百合洗净加水适量,约煮半小时,猪瘦肉切条放入锅中煲至熟烂,加少许盐调味即可。

功效:增强体质,强心安神,降血压,滋养补虚。

第五节　平和体质的起居调摄

一、合理膳食

饮食的辛甘酸苦咸五味各有所归之脏,兼有寒热之性,欲使人体阴阳平衡、气血充盛、脏腑协调,必须均衡地摄入五味。不使五味有所偏胜,以保正气旺盛,身体健壮。若长期偏嗜五味中的某一味或某几味,则会使脏腑功能失调,即使是平和体质亦会转变为偏颇体质。因此,饮食应力求五味调和,不可偏嗜。

食物寒热之性对体质的影响较大。平和体质者对寒、热性食物都有较好的耐受性,因此寒、热性的食物均可吃,但要注意寒性、热性食物大体上的均衡,因为过寒则伤阳,过热则伤阴,因此切忌寒热偏颇太过而造成体质的偏颇。

对于饮食调理,首先要"谨和五味"。饮食应清淡,不宜有偏嗜。因五味偏嗜,会破坏身体的平衡状态。日常饮食主要包括粮食类、肉蛋类、奶制品,"早饭吃好,午饭吃饱,晚饭吃少"是古人的养生格言。现代营养学家提倡"早饭占全天总量的25%,中餐占40%,晚餐占35%",是对现代人养生的具体化。豆制品、蔬菜水果类,注意荤菜与素菜相搭配(如图2-3),避免同一类食品的重复搭配。合理的膳食可以改善胃肠功能,促进胃肠蠕动,提高机体的抗病能力。

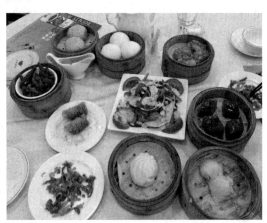

图2-3　荤菜与素菜合理搭配

二、睡眠充足

人的一生1/3的时间都是在睡眠中度过的。医学研究表明，在深度睡眠中，人体细胞可以自我修复，因此充足的睡眠有助于提高机体免疫力，促进生长激素的分泌，尤其在夜间10点到凌晨3点间的睡眠称为美容觉，可以排除体内毒素，恢复人体功能，加速皮肤的新陈代谢，使皮肤保持光滑、红润、富有弹性，起到预防和延缓衰老的作用。另外，科学实验证明，保持充足睡眠的人工作效率较高，且在面对日常压力的时候能表现出更强的自信、自尊和独立处事的能力。平和体质的人往往作息规律，睡眠充足。这说明人们若能起居有常、合理作息，就能保养神气，使人体精力充沛，生命力旺盛。人体的阴阳应顺应自然界阴阳的变化，日出而作，日落而息。一般来讲，做到早晨6~7点起床，晚上10点或11点入睡为宜。儿童要保证10个小时的睡眠时间，青壮年8h睡眠，老年人睡眠时间可适当减少。

三、适量运动

适量运动是指运动负荷不超过人体的承受能力，在运动后感觉舒服，不疲劳，不会造成过度疲劳或者气喘。适量的运动对于身体各个器官的代谢、运作、营养吸收有着不可忽视的作用，是保持脑力和体力协调，预防、消除疲劳，延年益寿的一个重要因素。一般来说，一个人每天需要半小时的运动量，而且以有氧运动为好。可以多练太极拳（图2-4），还有一个运动就是散步，一天走半个小时，既不累人，又能锻炼身体。

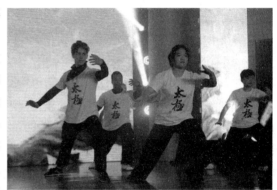

图2-4　太极

四、戒烟少酒

中医认为，烟草为辛热秽浊之物，易于生热助湿，出现呕恶、咳嗽、吐痰等。酒性热而质湿，《本草衍义补遗》说它"湿中发热近于相火"，堪称湿热之最。所以饮酒无度，必助阳热、生痰湿，酿成湿热。嗜烟好酒，可以积热生湿，是导致湿热体质的重要成因，必须力戒烟酒。

五、音乐调摄

平和体质的人一般性格随和，五脏功能协调，宜听较轻快的曲子，最佳曲目为《紫竹调》，这首曲子运用属火的徵音和属水的羽音相配合，补水可以使心火不至于过旺，补火又可使水气不至于过凉，利于心脏的功能运转。

六、心态平衡

疾病不但在生理上对我们造成影响,而且对我们的心理也造成了威胁。面对疾病,我们应该用健康的心理去对待,对科学的治疗充满信心,对自己的毅力充满信心。任何的沮丧、焦虑都会影响正常的生活,影响我们的作息、饮食,因此用健康的心理面对疾病是相当重要。

第六节 运动指导

古代中医养生家们早就认识到,人类的生命活动与运动是息息相关的,正所谓"流水不腐,户枢不蠹,动也。形气亦然,形不动则精不流,精不流则气郁"。因此,中医运动养生主张调意识以养神,以意领气;调呼吸以练气,以气运血;再以气导形,通过形体、筋骨的运动,使周身经脉畅通,营养整个机体。如是,则形神兼备、百脉通畅、脏腑皆调,机体达到"阴平阳秘"的状态,从而增进身心健康,保持旺盛的生命力。关于如何把握运动的"度",华佗结合自己的医疗实践,明确提出"人体欲得劳动,但不当极耳"的身体锻炼原则,以指导运动养生实践,并以"汗出"的生理现象与"身体轻快"的自我感受来把握、控制自身运动的量与强度。中医传统的运动养生法在历代养生家不断总结和完善下,形成了一整套较为系统的理论、原则和方法,达到了非常好的健身、治病、益寿延年的功效。中医运动养生非常注重机体内外的协调统一,和谐适度,在其发展历程中,形成了不同的流派和多种多样的运动养生功法,比较著名的有五禽戏、八卦掌、太极拳、八段锦、易筋经等。

平和体质日常养生应采取"中庸之道",所以在运动方面也要尽量选择平和一些的方式,不能过激,《黄帝内经》中提到:"骨正筋柔,气血自流,筋长一寸,寿延十年",说的是运动能使骨头复位,筋络柔韧,气血才能流畅。平和体质者在运动健身时,年轻人可选择一些强度大的运动比如跑步、打球,老年人则适当散步、打太极拳。

第三章 气虚体质

第一节 气虚体质的辨识

气虚体质是由于身体元气不足,以气息低弱、机体、脏腑功能低下为主要特征的一种体质状态。根据有关研究显示,9种体质分型在亚健康人群中排序以气虚质为首,气虚体质是慢性疲劳综合征的多发体质,且躯体疲劳以气虚质程度最重。

气虚体质亚量表共包括8个条目:①您容易疲乏吗?②您容易气短吗?③您容易头晕或站起时眩晕吗?④您容易心慌吗? ⑤您比别人容易感冒吗?⑥您喜欢安静、懒得说话吗? ⑦您说话声音低弱无力吗?⑧您活动量稍大就容易出汗吗?每个条目均采用没有、很少、有时、经常、总是5段评分法,相应计分为1、2、3、4、5分。然后计算原始总分,根据总分计算转化后的得分,得分≥40分者,即可判定为气虚体质。亚量表分数越高,该体质类型倾向性越明显。

原始分数=各个条目分值相加,转化分=[(原始分−条目数)/(条目数×4)]×100。

气虚体质所占人群比例约为12.71%,是9种偏颇体质中所占人数最多的一种体质。

第二节 气虚体质的定义及成因

一、定义

由于一身之气不足,以气息低弱、脏腑功能状态低下为主要特征的体质状态,临床表现为气短、乏力、纳差、面色萎黄、舌淡、脉细弱无力等。

二、成因

由于先天禀赋不足,加上后天营养缺失,如孕育时父母身体虚弱、早产、人工喂养不当、偏食、厌食,或因病后气亏、年老体弱等。

第三节　气虚体质的特征

总体来说,气虚体质属于虚性、阴性体质,和阳虚体质相近,但气虚的最主要表现还是反映在机体功能活动的低下或衰退,抗病能力的下降方面。同时,气与脾、肺关系最为密切,所以气虚之人的肺脏功能和脾脏功能要偏弱一点。气虚也多见于体弱之人及病后之人。现代医学的免疫力低下,习惯性感冒,一些过敏性疾病如过敏性鼻炎、过敏性哮喘等均属此范畴。

气虚体质之人的主要特征是肌肉松软无力。因为脾主肌肉、四肢,脾气虚弱之人往往四肢无力,肌肉松软,整个形体比较松懈,不挺拔,特别是胖人,腹部的肌肉特别松弛,尤其是气虚体质的女性,除腹部肌肉松弛外,还常表现为乳房、臀部下垂,皮肤无弹性,身材臃肿。

1.常见表现:面部颜色萎黄或淡白,说话声音低微,毛发无光泽,少气懒言,喜静喜卧,容易疲劳,容易出汗,平时头晕、健忘、心悸、气短,大便溏泄,血压偏低。

2.舌脉特点:舌质淡红、胖嫩、舌边有齿痕,脉象虚缓。

3.对外界环境的适应能力:容易生病,不能耐受寒邪、暑邪、风邪,冬天容易受寒,夏天容易中暑,最怕季节转换、气温骤升骤降。所以说遇到严寒酷暑或逢风落雨,首当其冲病倒的往往是气虚体质的人。

4.发病倾向:平时体质虚弱,表虚不固,容易感冒;或病后抗病能力弱,疾病长期不好转;或易患胃下垂、子宫脱垂和脱肛等病,凡是这种疾病长期不愈的病人,在得病前基本上是以气虚体质为主。

5.心理特征:性格内向,情绪不稳定,胆小而不喜欢冒险。

第四节　气虚体质的中医调理

调养是防病治病、促进机体康复的重要途径,气虚体质者大多身体机能下降,抵御疾病的能力不足,容易生病。气虚体质是由先天禀赋不足,或后天营养缺失,或过度劳累而致身体严重损耗,或久病不愈,或肺脾肾等脏腑功能减退,导致气的生化不足,元气耗损,功能失调,脏腑功能衰退,抗病能力下降的偏颇体质状态。

气虚体质存在如下健康风险:

1.体形:脾气虚者,脾运化水谷精微的能力大大减弱,若少食则会机体营养补充不足而造成身体瘦弱,多食则会因饮食不会完全消化吸收而形成痰湿滞留于皮下,造成虚胖。

2.高血脂:气虚则血液流行不顺畅,容易导致血脂堆积。

3.内脏下垂:气虚提升之力减弱,肾、胃等内脏容易下垂。严重者甚至出现重症肌无力。

4.慢性疲劳综合征:活动力降低,睡眠障碍,注意力不集中。

5.反复感冒、低烧:气虚者抵御疾病的能力有一定程度的减弱,当风寒侵袭或者流行感冒病毒盛行时,气虚者将首当其冲被感染。

6.排泄系统的疾病:气具有固摄的作用,气虚者这一功能比较弱,很容易导致出汗多、排尿多、大便次数多,或下焦传导糟粕之力不足而导致便秘。

调养气虚的原则是补脾、健脾,因为脾为气血生化之源,脾虚是气虚体质的最显著表现,但健脾并不意味着要吃药,或者要在饮食上大补,而是注意在日常生活中保护脾、不伤脾就行,要完全把气虚体质改成平和体质也不太可能,中医养生和治疗的方法很多,如针灸、点揉、拔罐等,针灸治疗取足阳明和足太阴经为主,取足三里、气海、关元、脾俞、合谷、肺俞、膻中、胃俞等用补法;平时手指点按足三里、脾俞;艾灸或隔姜灸;耳针刺神门、脾俞等;穴位注射取三阴交、气海、关元、脾俞等,用维生素B_1、B_{12}注射。

一、通过点揉、艾灸腧穴调养

1.艾灸

艾灸或隔姜灸(如图3-1),取穴以膻中、胃俞、关元、脾俞、气海为主,直接灸时以温和灸为主,取艾柱在穴位处施灸,艾柱置于距皮肤1.5cm处,与皮肤成45°角,以患者感觉到热度,穴位皮肤潮红为度。隔姜灸时,取新鲜的生姜切成2~3cm厚度的姜片,在其上用针点刺若干小孔,

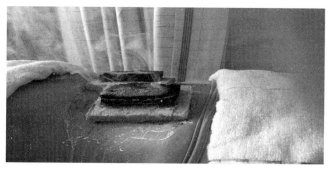

图3-1 隔姜灸

将艾绒搓成底面直径约10mm、高约15mm的锥形艾柱放置于姜片上,从顶端点燃艾柱,待快燃尽时接续下一个艾柱。该过程中不断移动姜片,以局部出现大片红晕潮湿,患者感觉温热为度。

2.点揉穴位治自汗

复溜——归属足少阴肾经,为治疗汗证的常用穴,有双向调节的作用,既能止汗又能发汗。

合谷——归属手阳明大肠经,因大肠经与肺经相表里,肺主皮毛,故本穴能调节肺气,治疗汗症有汗可止,无汗可发。

大椎——归属督脉,是督脉与诸阳经之会,能振奋一身阳气,鼓动、调节全身之气血;气血阴阳平衡则自汗可止,所以本穴是治疗汗症的要穴。

膏肓——归属于膀胱经,具有补虚易损,调理肺气的作用。肺主皮毛,调节汗孔的开合,本穴通过补益肺气、收敛毛孔的作用而达到止汗的目的。

3.按摩治气虚下陷

百会——归属督脉,督脉为阳经之海,总督一身之阳经,本穴位居巅顶,具有升阳举

陷、益气固脱之功,是治疗脏器下垂的特效穴。

肾俞——归属足太阳膀胱经,为肾之背俞穴,是肾气输注之处,能调补肾气。

命门——归属督脉,位于肾俞之间,总督一身之阳经,本穴具有补肾壮阳,培元固本之功。

肾俞和命门均位于腰骶部,反复横擦能治疗肾阳虚引起的脏器下垂。

关元——归属任脉,为任脉与足三阴经的交会穴,是全身强壮要穴。

脾俞、阳陵泉——脾主运化升清,脾气以升为健;少阳主升发。取脾俞以健脾益气,升清降浊;取足少阳胆经之合穴阳陵泉以利少阳升发,更益补气之效,两穴配伍,则益气升清相得益彰。

二、耳针

耳针刺神门、脾、肾等,每次选2~3穴,常规消毒后,用耳针或王不留行籽贴敷,每周治疗2次,每次留针1~2d,期间用手按压。

三、穴位注射

取三阴交、气海、关元、脾俞等,用维生素 B_1 或 B_{12} 注射。选取合适的注射器和针头,皮肤常规消毒后,快速将针刺入皮下组织,缓慢提插至得气后,回抽一下,如无回血,即可将药物缓慢推入,每个穴位一次注入药量为1~5ml,每日或隔日1次,10次为1疗程。

四、拔罐

患者仰卧,在气海、关元穴上进行拔罐操作,留罐10~15min,至皮肤出现瘀血或青紫为度。脱肛患者取俯卧位,术者在命门、肾俞、大肠俞上拔罐,留罐10~15min。

五、刮痧

让患者取俯卧位,术者站在患者的一侧,手持刮痧板,在施术部位涂抹刮痧介质,脱肛患者在肾俞、大肠穴上进行单向刮痧操作,刮至局部微微渗血为度,隔日1次(如图3-2)。

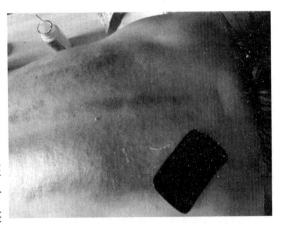

图3-2　刮痧

六、中药调理

医学发展的趋势,正由指向疾病的医学向指向人类健康的医学转化,这正契合了中医养生"治未病"的思想。中医调整偏颇体质具有明显的特色和优势,能有效促进人们的身心健康。药物调养是长期服用一些对身体有益的药物以扶助正气,平调体内阴阳,从而达到健身防病益寿的目的。其对象多为体质偏差较大或体弱多病者,偏颇体质的人应根据阴阳气血的偏颇而选用有针对性的药物,体弱多病者则以补益肺脾为主。用于益气健脾的方药很多(如图3-3)。

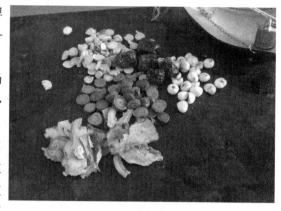

图3-3 中药配方

1.四君子汤。出自《太平惠民和剂局方》,原书主治:"荣卫气虚,脏腑怯弱。心腹胀满,全不思食,肠鸣泄泻,呕哕吐逆,大宜服之。"所谓"四君子"就是指人参、白术、茯苓、炙甘草四种,方中人参甘温、益气补中为君;白术健脾燥湿、合人参以益气健脾为臣;茯苓渗湿健脾为佐;炙甘草甘缓和中为使。四味皆为平和之品,温而不燥,补而不峻,故名四君子汤。

材料:人参9g、白术9g、茯苓9g、炙甘草6g。

做法:将上述材料用水煎服,一日2次。

功效:益气健脾。适用于面色萎白、语声低微、气短乏力、食少便溏之人。

2.归脾丸。出自《正体类要》,原书主治:"跌仆等症,气血损伤;或思虑伤脾,血虚火动,寤而不寐;或心脾作痛,怠惰嗜卧,怔忡惊悸,自汗,大便不调;或血上下妄行。"方中以参、芪、术、草大队甘温之品补脾益气以生血,使气旺而血生;当归、龙眼肉甘温补血养心;茯苓(多用茯神)、酸枣仁、远志宁心安神;木香辛香而散,理气醒脾,补而不滞,滋而不腻;姜枣调和脾胃,以资化源。

材料:白术3g、当归3g、白茯苓3g、黄芪3g、远志3g、龙眼肉3g、酸枣仁3g、人参6g、木香1.5g、炙甘草1g。

做法:将上述材料加生姜、大枣,水煎服。

功效:益气补血,健脾养心。

主治:①心脾气血两虚证。心悸怔忡,健忘失眠,盗汗,体倦食少,面色萎黄,舌淡,苔薄白,脉细弱。②脾不统血证。便血,皮下紫癜,妇女崩漏,月经超前,量多色淡,或淋漓不止,舌淡,脉细弱。

3.补中益气汤。出自《内外伤辨惑论》,原书主治:"气高而喘,身热而烦,其脉洪大而头痛,或渴不止,其皮肤不任风寒而生寒热。"方中重用黄芪,味甘微温,入脾、肺经,补中益气,升阳固表,为君药。配伍人参、炙甘草、白术补气健脾为臣,与黄芪合用,以增强其补益中气之功。因为血为气之母,气虚时久,营血亦亏,所以用当归养血和营,协助人参、黄芪以补气养血;陈皮理气和胃,使诸药补而不滞,共为佐药。并以少量升麻、柴胡升阳举陷,协助君药以升提下陷之中气。

材料:黄芪18g、炙甘草9g、人参6g、当归3g、陈皮6g、升麻6g、柴胡6g、白术9g。

做法:将上述材料用水煎服,一日2次。或作丸剂,每次服10~15g,一日2~3次。

主治:①脾虚气陷证。饮食减少,体倦肢软,少气懒言,面色萎黄,大便稀溏,舌淡脉虚;以及脱肛,子宫脱垂,久泻久痢,崩漏等。②气虚发热证。身热自汗,渴喜热饮,气短乏力,舌淡,脉虚大无力。

第五节　气虚体质的饮食指导

体质相对稳定,具有一定的动态变化性,因此体质可调,通过中药、食物可改变病理体质,使恢复健康状态,成为新的中医保健的目标。2000多年前的《黄帝内经》就记载了人们对养生的精辟见解。《内经·摄生·调食》曰:"五谷为养,五果为助,五畜为益,五菜为充,气味合而服之,以养益气。"短短几个字,概括了饮食养生的精髓。我们根据王琦教授提出的9种体质的分类及其理论依据,再结合饮食养生的相关理论,选取日常生活中最平凡的谷、果、畜、菜,根据其性味归经的特点运用于中医9种体质的养生。

气虚体质的人宜吃性平偏温的、具有补益作用的食品,例如五谷可用糯米,糯米甘平,煮粥服食为佳;五果宜葡萄,葡萄益气健身,久食轻身延年;五菜选南瓜,能补中益气、解毒杀虫;五畜宜选牛肉,补气与黄芪同功;海产可选鲢鱼,温中益气;中草药中宜选山药,功效健脾胃、补肾气、止泻痢、润皮毛。气虚体质对食物的寒热之性很敏感,平时多吃温性的食物即可,大热大寒的食物都不太适宜。

一、饮食原则

1.多吃性平偏温、具有补益作用而且易消化的食物,细嚼慢咽,七分饱。

谷物类:小米,黄米,大麦,黄豆,板栗,糯米。

蔬菜类:红薯,山药,南瓜,包心菜,胡萝卜,香菇,猴头菌,木耳,菜花。

荤腥类:牛肉,羊肉,兔肉,乌骨鸡,泥鳅,带鱼,黄鱼。

水果类:大枣,桂圆,葡萄干,苹果,龙眼肉,橙子,莲子。

调味品:麦芽糖,蜂蜜,桂皮,陈皮。

茶饮类:参芪饮,甘麦大枣茶,四君子茶,乌龙茶。

2.不宜食用生冷寒凉、过于滋腻、耗损阳气之物,以免损伤脾胃之气,导致气血运化不足,如西瓜、肥肉、白萝卜、山楂、香菜、冷饮等。

二、食疗方

1.山药粳米粥

材料:粳米180g、山药30g。

做法:山药洗净切块,将山药和粳米一起入锅,加清水适量煮粥,煮熟即可食用。每天2次。

功效:补中益气,益肺固精。适合气虚体质者,亦可用于肺、脾、肾偏虚的人辅助调养。

2.党参黄芪乳鸽汤

材料:党参60g、黄芪30g、红枣5个、乳鸽2只。

做法:乳鸽宰杀后洗净,除去内脏,和党参、黄芪、红枣一起放入砂锅内,生姜2~3片,加清水适量武火煮沸,再改用文火煲1h,调入适量食盐和少许清油即可食用。

功效:补中益气,调和脾胃。适合气虚体质者,亦可用于脾胃虚弱者辅助调养。

3.西湖牛肉羹

材料:适量牛肉、豆腐、芫荽、草菇。

做法:牛肉、豆腐、芫荽、草菇切丁,先将清水烧开,加入切好的牛肉、豆腐、草菇共煮5min,加入调味再煮片刻,加入芫荽即食。每周2~3次。

功效:补气健脾。

4.升麻炖大肠

材料:猪大肠250g,黑芝麻100g,升麻9g。

做法:先将猪大肠洗净,加适量清水置砂锅内,将升麻用纱布包好,同黑芝麻一起放入砂锅炖至猪大肠烂熟,去升麻加调料,分2次吃肠喝汤。

功效:治疗脏器下垂。

5. 黄芪米醋脆皮鲤

材料:鲤鱼1条(约重700g),黄芪30g,水发玉兰片50g,水发香菇50g,葱20g,蒜5g,姜10g,酱油15g,醋20g,白糖25g,泡辣椒2个,清汤100g,水淀粉100g,植物油750g(蚝油150g),精盐、料酒各适量。

做法:将黄芪切长斜片,用水煮提取浓缩汁30g,并从提取后的黄芪片中挑出外形好的数片,留作上菜时点缀用。鲤鱼去鳞、鳃和内脏,用刀将两面斜划6~7刀,刀的深度到鱼刺为度,距离相等,放入装有料酒、酱油的碗内浸渍约5min,取出用净布揾干,再用水淀粉均匀地抹在鱼身上。葱切成丝、花各一半,蒜切成末、丝各一半,泡辣椒去籽,切成细丝,玉兰片、香菇均切成4cm长的细丝。锅置于火上,倒入植物抽,烧沸后先将鱼头放入锅内,立即翻转炸另一边,将鱼炸成深黄色,捞出放入盘中。锅中留油100g,将葱、姜、蒜、泡辣椒、玉兰片、香菇全部入锅炒匀,再将酱油、白糖、醋和清汤、水淀粉及黄芪浓缩汁调匀入锅,以汤勺搅匀成浓汁并起小泡,呈金黄色时,将盘中的鱼以净布盖上,用手拍打,使鱼身松软,将锅内浓汁淋在上面,撒上葱丝、泡辣椒丝即成。

功效:益气养血,适用于气虚体质者。

6.黄芪汽锅鸡

材料:净嫩母鸡1只(约重1000g),黄芪20g,精盐5g,葱段、姜片各10g,料酒15g,清汤500g,味精、胡椒粉各适量。

做法:黄芪洗净,切长斜片。将净鸡先入沸水锅内余片刻、捞出,用凉水冲洗。把黄芪片整齐地装入鸡腹腔内,并将鸡放入汽锅内,加入葱段、姜片、料酒、清汤、盐,用棉纸封口,上屉用旺火蒸约2h,出屉后,拣出葱、姜,把黄芪从鸡腹内取出,码放在鸡上,并加上胡椒粉调味即成。

功效:益气升阳,养血补虚。适宜于脾虚食少、乏力、气虚自汗等气虚体质。也可作为病后体弱、营养不良、贫血、肾炎、内脏下垂患者的保健膳食。

7.黄芪猴头汤

材料:猴头菌150g,黄芪30g,嫩鸡肉250g,油菜心100g,清汤750g,精盐5g,料酒15g,葱20g,生姜15g,味精、胡椒面少许。

做法:将猴头菌冲洗后,放入盆内用温水发涨,约30min,捞出削去底部的本质部分,洗净切成0.2cm厚的大片,将发猴头菌的水用纱布过滤待用,黄芪洗净,切斜片。鸡肉剁成约3cm长、1.5cm宽的长方块,葱切段,姜切片,油菜心用清水洗净待用。锅烧热下入猪油,投入姜、葱、鸡块煸炒后,放入精盐、料酒、发猴头菌的水、黄芪和少量的清汤,用武火烧沸后再用小火烧约1h,然后下入猴头菌片再煮30min。先捞出鸡块放在碗内,再捞出猴头菌片盖在上面。汤中下入油菜心、味精、胡椒面,略煮片刻即成。

功效:补气养血,补脑强身。可作为病后体弱、体虚易患感冒及营养不良、神经衰弱患者的滋补食疗膳食。

8. 山药茯苓包子

材料:山药粉100g,茯苓粉100g,面粉500g,白糖300g,食用碱、猪油、调料适量。

做法:将山药粉、茯苓粉放入碗中,加水适量,调成糊状上屉蒸30min,加猪油、白糖、调料调成馅备用。将面粉发酵,加入适量的食用碱,做成包子,蒸熟即成。

功效:益气健脾,滋养补虚。

9. 参芪鸭条

材料:净鸭1只(约重1500g),党参15g,黄芪15g,陈皮10g,瘦猪肉100g,酱油6g,料酒15g,葱段15g,姜片10g,清汤500g,植物油750g(蚝油75g),精盐、味精适量。

做法:党参、黄芪洗净切成斜片,陈皮切成块,净鸭去爪,鸭皮上用酱油抹匀,下八成热油锅中炸皮呈金色捞出,用温水洗去油腻,盛入砂锅内。猪肉切成块,下沸水汆一下捞出,再洗净血污放在砂锅内,加入料酒、姜片、葱段、党参、黄芪、陈皮、精盐、味精、酱油、清汤,用中火烧沸后,改用小火焖到鸭烂熟取出,滗出原汤,用纱布滤净。将鸭子拆去大骨,切成约1.5cm宽的条块,放入大海碗内煨好,注入原汤即成。

功效:补脾胃,安五脏。适宜于气虚体质者见脾胃虚弱、乏力、气衰血虚之眩晕、面色无华及气虚水肿、发热等症。

10. 黄精煨肘

材料:猪肘750g,黄精9g,党参9g,冰糖120g,大枣20个,精盐、料酒、葱、姜各适量。

做法:黄精、党参切片,装入纱布袋,扎口,大枣洗净。猪肘子刮洗干净,入沸水锅内焯去血水,捞出洗净。葱切段,姜切片,冰糖50g在炒锅内炒成深黄色糖汁。将上述各物同放入砂锅中,加适量的清水及调料,置于旺火上烧沸,撇去浮沫,将冰糖汁、冰糖及大枣加入锅内,小火慢煨2h,待肘子熟烂时,取出纱布袋,将肘、汤、大枣同时装入碗内即成。

攻效:益气健脾,补益虚损。适宜于气虚体质者见脾胃虚弱、食欲不振、肺虚咳嗽、体虚乏力、心悸气短、自汗盗汗等症。

11. 黄芪童子鸡

材料:童子鸡1只,生黄芪15g,葱、姜、盐、黄酒适量。

做法:童子鸡洗净,生黄芪用纱布袋包好,取一根细线,一端扎紧袋口,置于锅内,另一端则绑在锅柄上。在锅中加姜、葱及适量水煮汤,小火慢炖待鸡熟烂后,拿出黄芪包。加入盐、黄酒调味,即可食用。

功效:益气健脾。

12.山药桂圆粥

材料:山药100g,桂圆肉15g,荔枝干3个,五味子3g,白糖适量。

做法:把山药去皮切成薄片。将山药片、桂圆、荔枝肉、五味子同煮,小火慢煮至山药熟透加入少量白糖即成。

功效:补中益气、益肺固精、壮筋强骨。

13.四君鲫鱼汤

材料:党参、白术、茯苓各12g,活鲫鱼2条(约250g),甘草3g。

做法:鲫鱼去鳞片及内脏,入油锅稍炸,用纱布袋包好4味中药,放入鲫鱼加水同煮,文火煨之,加以姜、葱、少量盐调味即成。

功效:本汤具有益气补中,健脾和胃,利湿消肿的作用。

第六节　气虚体质的心理调摄

在一定条件下,心理状态会对机体生理功能产生关键的影响。心理因素是一种重要的致病因素,情绪是心理与躯体之间的桥梁,情绪的变化能引起躯体功能发生各种改变。体质从一定程度上反映了正气的盛衰状况,不同体质的人对同等强度的有害心理因素的承受力不一样,所以对于疾病的预防和治疗,心理因素是不可忽视的一环。

气虚体质者多性格内向,情绪不稳定,胆小而不喜欢冒险。气虚常以脾肺气虚为主,因脾气主升,思则气结,思虑过度则伤脾;肺主气,悲则气消,悲伤过度则伤肺气,所以气虚者不宜过思过悲。应多参加有益的社会活动,多与别人交谈沟通,培养豁达乐观的生活态度。不可过度劳神,避免过度紧张,保持稳定平和的心态。

一、人格心理特征

经相关研究表明,气虚体质与EPQ人格测试相结合,多见于内向、不稳定型,心理表现为对外界事物缺乏兴趣、不喜欢冒险、不喜欢热闹的环境、懒于说话、喜欢安静,与SCL-90中人际敏感心理健康因素具有相关性,中医讲"劳则气耗",气虚体质的人不宜过度劳体劳神、情绪紧张,采用合理情绪疗法、放松训练等心理咨询技术,改善心理不适。

二、心理健康调适建议

1.合理情绪疗法

合理情绪疗法的基本理论主要是ABC理论,在ABC理论模式中,A是指诱发性事件;B是指个体在遇到诱发事件之后相应而生的信念,即他对这一事件的看法、解释和评价;C是指特定情景下,个体的情绪及行为结果。通常人们认为,人的情绪的行为反应是直接由诱发性事件A引起的,即A引起了C。ABC理论指出,诱发性事件A只是引起情绪及行为反应的间接原因,而人们对诱发性事件所持的信念、看法、理解B才是引起人的情绪及行为反应的更直接的原因,强调改变认知,从而产生情感与行为的改变。通过改变歪曲认知和不合理信念,就可能进行有效的认知重建,继而达到改善情绪、完善人格的问题。

应用倾听与共情技术与个体探讨心理矛盾及改变意愿,初步找到事件和问题的关键点,引导个体进一步深层了解自己行为问题背后的不正确认知观念,使其产生领悟和改变,以新的思维方式和行为方式来替代旧的思维观念和不适应的行为方式,让个体完成家庭作业:①把不合理的信念换成更客观或更积极的想法;②想象观念改变后,在一些场景中的情绪感受,并和过去的体验对比帮助来访者进一步摆脱非理性观念,用理性的观念和思维方式认识问题,用所学到的知识应对生活困扰,达到消除不良情绪的目的。

2.放松训练

放松训练是指身体和精神由紧张状态朝向松弛状态的过程。放松主要是消除肌肉的紧张。在所有生理系统中,只有肌肉系统是我们可以直接控制的。当压力事件出现时,紧张不断积累,压力体验逐渐增强,容易产生不良情绪体验。此刻,持续几分钟的完全放松比1h睡眠效果更好,基本种类有呼吸放松法、肌肉放松法、想象放松法。

(1)呼吸放松法

采用鼻子呼吸,腹部吸气。双肩自然下垂,慢慢闭上双眼,然后慢慢地深吸气,吸到足够多时,憋气2s,再把吸进去的气缓缓地呼出。自己要配合呼吸的节奏给予一些暗示和指导语:"吸……呼……吸……呼……",呼气的时候尽量告诉自己我现在很放松很舒服,注意感觉自己的呼气、吸气,体会"深深地吸进来,慢慢地呼出去"的感觉。重复做这样的呼吸20遍,每天2次,改善消极紧张情绪。

(2)肌肉放松法

放松的顺序:头部——手臂部——躯干部——腿部。当然,这一顺序并不是不能打乱的,可以根据自己的爱好选择合适的放松顺序。

①头部的放松:

第一步:紧皱眉头,就像生气时的动作一样。保持10s(可匀速默念到10),然后逐渐放松。放松时注意体验与肌肉紧张时不同的感觉,即稍微发热、麻木松软的感觉,好像"无生命似的"。

第二步:闭上双眼,做眼球转动动作。先使两只眼球向左边转,尽量向左,保持10s后还原放松。再使两只眼球尽量向右转,保持10s后还原放松。随后,使两只眼球按顺时针方向转动一周,然后放松。接着,再使眼球按逆时针方向转动一周后放松。

第三步:皱起鼻子和脸颊部肌肉(可咬紧牙关,使嘴角尽量向右边咧,鼓起两腮,似在极度痛苦状态下使劲一样),保持10s,然后放松。

第四步:紧闭双唇,使唇部肌肉紧张,保持该姿势10s,然后放松。

第五步:收紧下颚部肌肉,保持该姿势10s,然后放松。

第六步:用舌头顶住上腭,使舌头前部紧张,10s后放松。

第七步:做咽食动作以紧张舌头背部和喉部,但注意不要完全完成咽食这个动作,持续10s,然后放松。

②颈部的放松:将头用力下弯,使下巴抵住胸部,保持10s,然后放松。体验放松时的感觉。

③臂部的放松:双手平放于沙发扶手上,掌心向上,握紧拳头,使双手和双前臂肌肉

紧张,保持10s,然后放松。接下来,将双前臂用力向后臂处弯曲,使双臂的二头肌紧张,10s后放松。接着,双臂向外伸直,用力收紧,以紧张上臂三头肌,持续10s,然后放松。每次放松时,均应注意体验肌肉松弛后的感觉。

④肩部的放松:将双臂外伸悬浮于沙发两侧扶手上方,尽力使双肩向耳朵方向上提,保持该动作10s后放松。注意体验发热和沉重的放松感觉。20s后做下一个动作。

⑤背部的放松:向后用力弯曲背部,努力使胸部和腹部突出,使成桥状,坚持10s,然后放松。20s后,往背后扩双肩,使双肩尽量合拢以紧张背上肌肉群,保持10s后放松。

(3)想象放松法

想象最能让自己感到舒适、惬意、放松的情境,通常是在大海边。例如:"我静静地俯卧在海滩上,周围没有其他的人;我感觉到了阳光温暖的照射,触到了身下海滩上的沙子,我全身感到无比的舒适;海风轻轻地吹来,带着一丝丝海腥味,海涛在轻轻地拍打着海岸,有节奏地唱着自己的歌;我静静地躺着,静静地倾听这永恒的波涛声……"给别人放松时,要注意语气、语调的运用。自我想象放松可以自己在心中默念。节奏要逐渐变慢,配合自己的呼吸,自己也要积极地进行情境想象,尽量想象得具体生动,全面利用五官去感觉。想象放松方法,初学者可在别人的指导下进行,也可根据个人情况,自我暗示或借助于录音来进行。

第七节　气虚体质的起居调护

气虚体质者常卫表不固,很容易遭到外界风、寒、暑、湿、燥六淫邪气的入侵,所以平时应当特别注意防寒保暖,避免出汗时风吹而感受外邪,也不可过于操劳,以免耗伤正气。同时,气虚体质最怕季节转换,最怕气温骤升骤降,最怕环境的变化。所以说严寒酷暑,翻风落雨,首先病倒的往往是气虚体质的人。还有节气的变化,比如大寒和冬至,应该是气虚和阳虚的人比较难过的时候。夏至、大暑、三伏天这些酷暑天也是气虚的人比较难过的时候。所以就要注意预防:

1.注意保暖:气虚体质者卫阳不足,易于感受外邪,应注意保暖,谨避风寒,不要劳汗当风,防止外邪侵袭。

2.避免劳累:劳则气耗,气虚体质者尤当注意不可过于劳作,以免更伤正气。

3.养成良好的作息习惯,不熬夜。

4.精神养生:遇事不要考虑过多,注意劳逸结合,保持心情舒畅。

第八节 运 动 指 导

气虚体质者机体功能偏低,过度劳累容易耗气,因此要注意"形劳而不倦",锻炼宜采用低强度、多次数的运动方式,如散步、打太极拳等为主,循序渐进,持之以恒。不宜做大负荷运动和出大汗的运动,忌用猛力和长久憋气的动作,以免伤气损气。

步行健身是最适于气虚体质的健身法。直立行走是人类由猿进化到人的过程中最本质的特征,步行是任何人在任何时间和任何地点都可以从事的锻炼,有人认为它是唯一可以坚持终生的运动项目。步行时腿和臂持续的运动能促使血管弹性的增加,特别是腿的持续运动,可促使更多的血液回到心脏,改善血液循环,提高心脏的工作效率,可以增强心脏功能,步行时如心率达110次/min,保持10min以上则可提高心肌与血管的韧性与强度,减少心肌梗死与心脏衰竭的机会。

有目的的走步锻炼被称作健步走,它对于健身的优点是:简便易行,动作柔和,不容易出现伤害事故;地点随意,不需要特场地;由于需要承载体重,可以防止骨质疏松。

健步走要点:身体放松,呼吸自然;抬头挺胸收腹,重心落在脚掌,两臂自然摆动;行走时应穿着软底、透气、舒适的鞋子。健步走按步长分类:正常走步长为80~90cm,中步约为70cm,短步为60cm以下。

散步是一种步法轻松、步幅最小(50~60cm)、步速最慢(25~30m/min)、运动量最小的走步方法。散步有利于放松精神,减少忧郁和压抑情绪。正确的散步姿势是,身体正直,双肩放松,抬头挺胸,收腹收臀,两臂自然摆动;不轻而易举,也不感到困难。散步锻炼可根据自身的体质选择不同的速度和步长。

踏步走是原地走步或稍向前移动的特殊走法。这是一种非常安全的锻炼方法,其动作要领是:双腿交替屈膝抬腿至髋高,全脚或前脚掌着地,双臂协同双腿前后直臂或屈臂摆动。

第四章　阳虚体质

第一节　阳虚体质的辨识

　　阴阳,是宇宙万物最基本的对立关系,内容博大精深,为万物之根本。"阳虚"与"阴虚"相对立,具有相对性,指的就是人体内的阳气有推动和温煦的作用,阴气抑制和滋润的作用,当阳气减弱,相对的阴气上升,阳弱而阴强,从而导致阳气推动和温煦等作用下降,阴气的抑制作用增强,阳对阴的制约能力减退而出现一系列临床症状(图4-1)。

　　人体内的真阳、元阳封藏于肾脏之中,因此阳虚体质的症状表现与元阳(肾阳)的相对不足有直接关系,所以阳虚体质者的养生重在温补肾阳,即温阳固肾,驱除寒邪,防治寒冷,日常起居多保暖为主,此外,心阳、脾胃之阳对人体脏腑的正常功能也有影响,如心阳不足则心悸怔忡;脾阳不足则食欲不振、泄泻等。

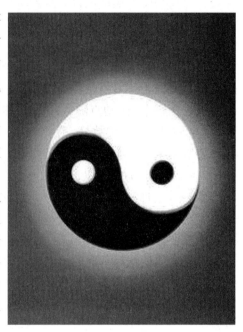

图4-1　阴阳图

　　阳虚体质为9大中医体质类型之一,其机理以阳气不足、阴寒内盛为主,临床表现为畏寒、怕冷等虚寒证为主要的证型,体弱、久病、老人多为阳虚体质。中医评价阳虚体质亚量表共有7个条目:①手脚发凉;②胃脘部、背部或腰膝部怕冷;③怕冷;④比一般人耐受不了寒冷(冬天的寒冷、夏天的冷空调、电扇);⑤容易患感冒;⑥吃(喝)凉的东西会感到不舒服或者怕吃(喝)凉东西;⑦受凉或吃(喝)凉的东西后,容易腹泻。每个条目均采用5段评分法,分别为没有、很少、有时、经常、总是,相对应计分为1、2、3、4、5分。计算总得分,得分≥40分,即可判定为阳虚体质,得分越高,阳虚体质临床表现越明显。

　　据文献报道,阳虚质所占人群比例约为7.90%,略高于特禀体质和痰湿体质所占人群比例。

第二节　阳虚体质的定义及成因

一、定义

阳虚体质是由于体内阳气不足,阳弱而阴强,导致推动和温煦等功能下降,阳对阴的制约能力减退的体质特征。

二、成因

造成阳虚体质的原因有先天因素和后天因素,先天因素如父母遗传性虚寒体质,受孕育时父母身体虚弱或母亲高龄受孕、母亲孕期素体阳虚、嗜食寒凉食物、早产等。后天因素与日常生活习惯密切相关,如夏季嗜食冷饮、喜食海鲜、嗜食寒凉的水

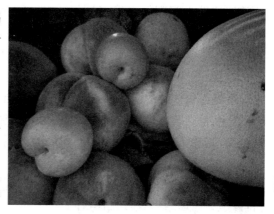

图4-2　水果

果蔬菜,长期习惯喝绿茶凉茶,或经常处于阴凉寒冷的生活和工作环境,导致阳气慢慢消耗和损伤。

第三节　阳虚体质的特征

一、形体特征

通常表现为形体白胖,肌肉松软,畏寒肢冷。

二、常见表现

阳虚体质者一般畏寒怕冷,四肢冰凉,脾胃虚寒,体内有湿浊之气,喜欢食用温热食物,一旦进食生冷的瓜果及寒凉的蔬菜或饮料等,容易出现胃痛腹泻等症状;精神萎靡不振,嗜睡;兴趣冷淡,性功能减退,男性表现为遗精、早泄甚至阳痿,女性表现为白带清稀、白带增多、月经量减少、严重者出现崩漏等;大便稀溏,完谷不化,小便量多,尤以夜尿为多;面色㿠白,少神,面色无华,毛发易落,动则汗出,口唇色淡,舌淡苔白。

三、舌脉特点

舌象多表现为舌色淡而舌质胖大娇嫩,舌苔润滑,舌边多有齿痕,脉象沉细或涩。

四、对外界环境的适应能力

不耐受寒冷,喜热不喜冷,耐夏不耐冬,较易感寒湿邪。

五、发病倾向及原因

1.痹证。为关节疼痛的病证,现代医学称为风湿性关节炎、类风湿关节炎等。因为这类体质的人都阳气虚损,阳弱而阴强,阳虚则寒从内生,加上卫表阳气不固,感受风、寒、湿邪,正所谓,"风寒湿三气杂至,合而为痹",故产生各种关节疼痛。

2.单纯性肥胖。胖人多湿,湿为阴邪,易伤阳,故肥胖者阳气不足,兴奋作用降低,日常比较懒惰,不喜运动,能量消耗减少,长期积聚在体内就形成肥胖,从而形成"恶性循环",最终导致体内的脂肪越来越多,体重增加。

3.水肿。阳虚体质的人,肺、脾、肾的通调、运输、蒸化作用降低,体内水分不能被阳气推动、运输、蒸腾气化,聚集在体内,日久就形成了水肿,尤其是年老体弱多病者,水肿较严重。

4.痛经。女性生殖系统疾病、男性性功能衰退、腰部酸痛不适或发冷、骨质疏松、胃溃疡(脾胃虚寒型)等都与阳虚有关。

六、性格特征

性格多沉静、内向、慵懒。

第四节 阳虚体质的中医调理

某些疾病的易感性、转归以及病变类型的倾向性与体质密切相关,阳虚体质在各种体质中占有较大的构成比,其发病易倾向于虚寒、寒湿、血瘀等证,所以治疗调理都围绕着阳气不足、寒从内生的病机来进行,以期达到阴阳平衡的状态。常用的调养方法有:捏督脉,艾灸补阳法,也可在督脉经、膀胱经穴区铺灸,拔罐疗法,针刺疗法,耳针疗法,穴位注射法,刮痧等。

一、捏督脉

方法:让患者脱掉上衣,使患者后背充分暴露出来,施术时患者取俯卧位,术着在督脉线(后背正中线)上从下而上提捏,一般是从腰奇穴水平位置到大椎穴,捏3~5遍,以皮肤稍发红为宜,在捏最后一遍时,捏3下,向上提1次。这种方法特别适用于阳虚体质中焦虚寒证、脾胃虚弱者。

二、艾灸补阳

可用回旋灸或者用灸盒加艾条放置于肚脐周围、足三里、关元、百会等穴处施灸,亦可在督脉、膀胱经穴区铺灸。铺灸疗法操作时，先将生姜碾碎，做成1~2cm厚的方形姜饼，置于患者施灸部位，然后将艾绒搓成锥形艾柱放置其上，艾柱的量以平铺姜饼为度，然后从顶部点燃艾柱，待燃尽后取下。另外还有补阳特效穴法和阳虚腹泻艾灸法。

1.补阳特效穴——关元、肾俞、命门、神阙

艾灸补阳，最常用的就是艾灸腹部的神阙穴，具体做法是：在肚脐上放置一内装粗盐的小布袋，上面铺一层生姜末或是食盐，厚2~3mm，用艾条施灸15~20min（如图4-4）。此法适合于有任何症状阳虚体质者。

2.阳虚痛经的特效穴——关元、气海、中极、子宫、八髎

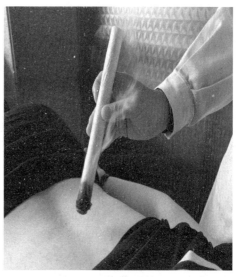

图4-3　艾灸肾俞穴

做法：患者首先取仰卧位，将艾条的一端点燃，对其腹部进行回旋灸，重点灸气海、关元、中极、子宫，使点燃的艾条距离皮肤2~3cm进行熏烤，使患者局部有温热感而无灼痛为宜，每穴灸15~20min，或灸至以患者局部皮肤潮红为度，每日灸1~2次；然后取俯卧位，对其腰部进行回旋灸，重点灸命门、肾俞、腰阳关、八髎穴。

3.阳虚腹泻——艾灸神阙、天枢、足三里

腹泻病变脏腑主要在脾、胃、大肠、小肠，脾虚湿盛是导致本病发生的重要因素，两者互相影响、互为因果。治疗应以健脾温肾、固本止泻

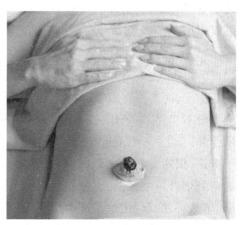

图4-4　艾灸神阙

为主，多选取任脉及足阳明、足太阴经穴进行治疗，每穴灸10~15min，至皮肤红晕潮湿为度。

三、拔罐

患者俯卧位，术者在膀胱经和督脉上闪罐后留罐，用闪火法将罐吸拔于患者背部，并迅速取下，如此反复操作，直至皮肤潮红发热，以皮肤潮红、充血或者瘀血为度，然后将罐留置于后背穴位处，10min后取下。闪罐法操作时动作应轻、快、准，至少选择3个口径相同的火罐轮换使用，以免罐口烧热烫伤皮肤。起罐时，右手拇指或食指在罐口旁边轻轻按压，使空气进入罐内，顺势将罐取下，不可硬行上提或旋转提拔。

四、刮痧

患者仰卧位，施术部位涂抹介质（刮痧油或凡士林），术者以刮痧板从外膝眼开始，经阳陵泉、足三里、上巨虚、下巨虚穴上进行刮痧操作，刮至皮肤微微渗血为度。

五、耳针疗法

取肺、脾、肾、神门等穴,常规消毒后用耳针贴压,留针2~4d。

六、穴位注射

取足三里、阳陵泉、承山等穴,用维生素B_1、B_{12}注射。

七、中药调理

1.肾气丸

出自《金匮要略》,原方主治:"男子消渴,小便反多,以饮一斗,小便一斗,肾气丸主之。"该方是在六味地黄丸加上附子、桂枝而成桂附地黄丸,其中附子、桂枝二药相合,补肾阳之虚,助气化之复,共为君药,附子辛热,为温阳诸之首,桂枝甘温,温通阳气。熟地滋阴补肾,伍以山茱萸、山药补肝脾而益精血,共为臣药。再以泽泻、茯苓利水渗湿,配桂枝又善温化痰饮;丹皮苦辛而寒,擅入血分,合桂枝则可调血分之滞。诸药合用,助阳之弱以化水,滋阴之虚以生气,使肾阳振奋,气化复常,则诸证自除。

2.右归丸

出自《景岳全书》,原书主治:"治元阳不足,或先天禀衰,或劳伤过度,以致命门火衰,不能生土,而为脾胃虚寒,饮食少进,或呕恶膨胀,或反胃噎嗝,或怯寒畏冷,或脐腹多痛,或大便不实、泻痢频作,或小水自遗、虚淋寒疝,或寒侵溪谷而肢节痹痛,或寒在下焦而水邪浮肿,总之,真阳不足者,必神疲气怯,或心跳不宁,或四体不收,或眼见邪祟,或阳衰无子等证,俱速宜益火之原,以培右肾之元阳,而神气自强矣,此方主之。"方中附子、肉桂、鹿角胶培补肾中元阳,温里祛寒,为君药。熟地、山萸肉、枸杞子、山药滋阴益肾,养肝补脾,填精补髓,取"阴中求阳"之意,为臣药。再用菟丝子、杜仲补肝肾、强腰膝,配以当归养血活血,共补肝肾精血,为佐药。诸药合用,以温肾阳为主而阴阳兼顾,肝脾肾并补,妙在阴中求阳,使元阳得以归原,故名"右归丸"。

调理要点:

(1)温阳时佐以养阴:根据阴阳互根理论,在温壮元阳的同时,佐入少量补阴之品,如山萸肉、山药等,以达到阳得阴助而生化无穷。阳虚之人,平时用药切忌温阳太过,以免耗血伤津而转成燥热。因此,调理阳虚体质时要慢温、慢补、缓缓调治,千万不可操之过急。

(2)温阳兼顾脾胃:调治阳虚之质有益气、温阳之别,除温壮元阳外,当兼顾脾胃,只有脾胃健运,才能饮食多进,化源不绝,体质强健,亦即养后天以济先天。

(3)慎用辛热有毒之品:对于附子之类的有毒温阳药以及桂枝、肉桂、干姜之类的辛热温阳药,一定要在医生的指导下使用,切忌自行滥用、误用,以免出现中毒现象。

第五节 阳虚体质的饮食指导

阳虚质的本质以虚寒为主要特征的体质状态,宜吃属性温热的食物,忌食生冷寒凉的食物,谷类中可选择糯米、黄米,适宜脾肺虚寒者;果类中可选择荔枝、龙眼、杧果、大枣等,达到补中益气、助脾胃、养心神、保肺气、调营卫的目的;蔬菜选韭菜、大葱、大蒜,温中、行气、解毒;畜禽类选羊肉、牛肉、狗肉,其性甘热,能补气血之虚,阳虚体质者尤其在秋冬后经常食用以上食物,可以收到助元阳、补精血、助脾胃、益虚劳的温补强壮效果;海产类选虾仁、海参等,因虾仁、海参含有优质蛋白质、钙、锌等金属元素和各种维生素,中医认为虾、海参有补肾、壮阳、通乳的作用,属强壮补精食品;草药选杜仲、锁阳、桂花等,能够补益肝肾、营养筋骨、去除关节湿淫、温中散寒、暖胃止痛。

阳虚体质者饮食忌生冷食物,寒性明显的食品对阳虚体质的影响比较大,少喝冰镇饮料,尽量避免吃寒性较大的果蔬,避免进一步加重阳气损伤,不利于健康。另外,尽量不要生吃凉拌蔬菜,阳虚体质者夏秋季节注意少喝西瓜汁、苦瓜汁等。阳虚体质的人如果要想用中药进行保健,要注意不要选用那些过于燥热与药性寒凉的药材,以免损伤人的阴液或加重阳气损伤。人体阴阳平衡,阴和阳才能共存互生的。津液精血等阴液的损伤必然会导致人体阳气不足,阴虚者可以吃一些性质比较温和的中药来调理阳虚。要注意的是,补阳也不能太过,在补阳的同时不能伤阴,如果在进补时有口干、上火、喉咙痛等反应,则应停止进食补阳的药物。

一、阳虚体质者饮食养生原则

1.阳虚体质者的养生原则是保养阳气,尽量减少阳气的损耗。

2.宜温补忌清补。

3.宜食热量较高而富有营养的食物。

4.尽量少喝各种冷饮。

5.尽量少吃或不吃生冷、冰冻之品,寒性明显的食品对阳虚体质的影响较大,偏寒性的食物和饮料会加重阳虚体质者阳气亏虚的程度。

6.阳虚体质的人可适当多食温热之性的水果和食物,以补充体内不足的阳气,干果中最典型的就是核桃,可以温肾阳。

7.阳虚体质者秋冬季可常常喝些山药板栗红枣糯米粥,不仅暖身暖胃,还补阳气。

8.尽量减少食盐的摄入,阳虚体质者多吃盐很容易引起肥胖、肿胀、小便不利、高血压等疾病。

二、食疗方

1.当归黄芪羊肉汤

材料:羊肉500g、当归40g、黄芪40g、生姜30g。

做法:羊肉洗净,切块,用开水漂过,沥干水;当归、黄芪、生姜分别用清水洗净,生姜切片。将生姜下锅内略炒片刻,再倒入羊肉炒至血水干,铲起,与当归、黄芪同放砂锅内,加开水适量,武火煮沸后,改用文火煲2h,调味食用。

功效:温中补血、调经散寒。

2.人参大枣核桃饮

材料:人参5g、大枣5个、核桃仁3个。

做法:将人参、大枣切片,核桃仁掰成蚕豆大,把三者放入锅内,加水适量文火煎煮1h即可。

用法:代茶饮,可长期服用。

功效:益气固肾。

3.山药薏米大枣粥

材料:山药50g、薏米50g、核桃仁3个、芡实15g、大枣5个。

做法:将山药切块洗净,核桃仁掰成蚕豆大,加入淘好的薏米、芡实、大枣共煮,煮熟即食。

功效:健脾益肾、利水祛湿。

4.韭菜子粳米粥

材料:韭菜子10g、粳米50g、大枣3个、盐少许。

做法:将韭菜子用文火烧熟,与粳米、大枣、细盐少许,同放砂锅内加水适量,米开粥熟即可。

用法:每日温服2次。

功效:补肾壮阳、固精止遗、健脾暖胃。

5. 炸核桃仁猪腰

材料:猪腰子2对(约重500g),核桃仁100g,鸡蛋1个,水淀粉15g,葱段、姜片各5g,酱油20g,植物油500g(蚝油75g)精盐、味精、料酒少许。

做法:核桃仁洗净,在油中炸呈深黄色捞起,撒上少许花椒、盐末。将腰子洗净,撕掉外皮,用刀一劈两半,去掉腰臊,光面朝下,切成花刀,用凉水淘净,握干。放碗内加入葱、姜、酱油、味精、料酒、盐,浸5min取出,用净布握干,再放入用鸡蛋、水淀粉、酱油搅成的糊中浆匀。锅置于火上,油八成热时,将腰子撒在锅内,炸至腰子卷起,捞出。待油再达八成热时,再炸一下,腰子卷麦穗形,捞出倒在盘中,周围放上已炸脆的核桃仁即成。

功效:补肾壮阳,补肺定喘。

6. 白羊肾羹

材料:白羊肾2具(切成片),肉苁蓉30g(酒浸切成片),羊脂120g(切成片),胡椒6g,陈皮3g,荜茇6g,草果6g,葱、姜、盐适量。

做法:先将肉苁蓉、胡椒、陈皮、荜茇、草果等装入绢袋内扎口,与羊肾、羊脂等同煮做汤,汤开后加入面(或面子)做羹。

功效:补肾助阳。适宜于阳虚体质者见虚劳日久,腰膝无力,阳痿等症。

7. 核桃仁鸡卷

材料:净公鸡1只(约重1250g),核桃仁60g,葱、姜丝各10g,植物油750g(蚝油50g),

料酒、味精、香油适量。

做法:核桃仁去皮,用植物油炸熟剁碎。将鸡从脊背下刀剔尽骨,保持整形不破裂,把鸡用盐、料酒、味精、葱、姜抹匀腌渍3h,拣去鸡身上的葱、姜,皮朝下放于案上铺平,把核桃仁放在一端,向前卷成筒形,再包卷两层净布,用细麻绳捆紧。烧开卤汤,放入鸡卷,煮约1.5h,捞出晾凉,解去线布,重新用布裹紧捆好,再放入卤汤内煮30min,捞出解去绳布,刷上香油(以免干燥)。食用时切成2mm左右的圆形薄片即成。

功效:补益肺肾。适宜于阳虚体质者见阳痿、尿频,肺肾两虚的咳嗽、气喘,精血亏少的眩晕、便秘等症。

8. 抓炒杜仲腰花

材料:猪腰(或羊腰)250g,杜仲15g,酱油15g,料酒10g,白糖10g,水淀粉100g,熟猪油40g,植物油500g(蚝油50g),醋、味精、葱、姜末各少许。

做法:杜仲切丝,水煮取浓缩汁15g。把腰子片成两片,挖掉腰臊,划成斜花刀,切成长3cm、宽1.5cm的长方形块,用水淀粉80g拌匀。

将锅置于旺火上,倒入植物油待油热到冒烟时,将腰花用筷子一块一块地放在油锅内(这样可以避免粘在一起),如果火太旺油太热,可把锅端到微火上缓炸一下,炸片刻,当外面呈焦黄色时,即可取出。将酱油、醋、白糖、料酒、味精、杜仲浓缩汁、水淀粉20g放在碗中调匀(作勾汁用)。把炒勺放在旺火上,倒入猪油,油热后,将葱、姜末放入,稍炸一下,随将调好的汁倒入,汁成稠糊后,将炸好的腰花倒入翻炒,使汁挂在腰花上即成。

功效:补肾益精,健骨强体。适宜于阳虚体质者见肾虚腰痛、腿软、阳痿、遗精、眩晕、尿频等症,尤其对夜尿增多者有一定疗效。

9. 巴戟二子酒

材料:巴戟天、菟丝子、覆盆子各15g,米酒250g。

做法:将巴戟天、菟丝子、覆盆子用米酒浸泡,7d后可服用。

功效:温肾阳,益精血。适用于阳虚体质者见小便频数、腰膝冷痛等症。

第六节　阳虚体质的心理调摄

人的精神状态主要取决于人体的阳气盈亏,阳气充足的人给人的感觉就是精神饱满、生活积极向上、工作有激情、有活力。相反,如若人的阳气不足,给人的感觉无精打采、萎靡不振,对工作生活没有信心,对外界的感知反应下降。保护心阳,避免阳虚是调整自己情绪,使自己总是处于乐观愉快状态的好方法。

阳虚体质者性格多沉静、内向、无精打采、萎靡不振,常常情绪不佳,肝阳虚者善惊易恐,心阳虚者善悲易哭。阳虚体质者平时应多与别人交谈沟通交流,主动调整自己的情绪;要善于自我排遣或向人倾诉,消除不良情绪。平时应多听一些激扬、欢快、豪迈的音乐以调动情绪。

一、人格心理特征

经相关研究表明,阳虚质与EPQ人格测试相结合,多见于内向,稳定型,表现为性格多沉静内向,与SCL-90中焦虑因子心理健康因素具有相关性,情绪常常不好、低落,肝阳虚者善恐,心阳虚者善悲,给人的感觉不是那么阳光,应调节好自己的喜怒,尽量减少和避免悲伤,防止不良情绪的影响。

二、心理健康调适建议

1.系统脱敏法

系统脱敏法可用于指导个体对特定事件、人、物体或泛化对象的恐惧和焦虑,基本方法是让个体用放松代替焦虑,通常操作步骤有三步:①个体学习掌握放松技巧(参照上述放松训练方法);②把引起焦虑的情境划分等级;③让个体想象引起焦虑或者紧张的情境,同时做放松练习。最后经过在实景中的重复练习,循序渐进地改变焦虑情绪,逐渐提高对引起焦虑因素的适应性,最终使个体在过去引起焦虑的情境中脱敏,改善情绪及行为方式。

2.音乐疗法

利用音乐、节奏对个体进行心理疏导的一种方法,适当选择音乐欣赏、独唱、合唱、器乐演奏、作曲、舞蹈、音乐比赛等形式。心理治疗家认为,音乐能改善心理状态。通过音乐这一媒介,可以抒发感情,促进内心的流露和情感的相互交流。

音乐是怡养心神,祛病延年的一剂良药。当人处在优美悦耳的音乐环境之中,可以改善神经系统、心血管系统、内分泌系统和消化系统的功能,促使人体分泌一种有利于身体健康的活性物质,可以调节体内血管的流量和神经传导。良性的音乐能提高大脑皮层的兴奋性,可以改善人们的情绪,激发人们的感情,振奋人们的精神。同时有助于消除心理、社会因素所造成的紧张、焦虑、忧郁、恐怖等不良心理状态,提高应激能力。

第七节　阳虚体质的起居调护

阳虚体质者耐春夏不耐秋冬,秋冬季节要注意保暖,尤其要注意腰部和下肢保暖。夏季要注意不可贪凉饮冷,不可长期在阴暗潮湿寒冷的环境中工作和生活,以免伤阳。

增加户外活动,这样阳气就被调动起来,很多功能就是用进废退,阳气本身就有一个功能是卫外的,他要行肌表,你老躲在一个固定的环境里面,不和自然接触,内外环境的调节功能就得不到训练,得不到增强,卫外的功能就越来越低,表阳会越来越虚。另外一个增加户外活动的目的是吸取日月之精华、天地之灵气,尤其是阳光。晒太阳的时候可以做些防护:一个挑时间,如上午10点以前,下午3点以后。

自然界的四季更替以春生、夏长、秋收、冬藏为特点,因此,阳虚体质者就应顺应这些特点做好四季养生。

春天要掌握春令之气升发舒畅之特点,节制宣达春阳之气,重点保护肝脏。而对于阳虚体质的人来说,春天除了要注意保护肝脏之外,还应适当吃些葱、生姜、蒜、韭菜、芥菜等,不仅能祛散阻寒,助春阳升发,而且其中所含的碱成分还具有杀菌防病的功效。在这春暖花开的时节,鲜嫩碧绿、清香醇郁的韭菜开始上市,韭菜性温,营养丰富,最宜人体阳气。因此,春季常吃韭菜对阳虚体质的人来说是十分有益的。

夏季容易贪凉饮冷或者身不由己地终日处于空调环境中,这都是非常不利于身体健康的,夏季虽然炎热,但是人体阳气并非绝对旺盛,是相对外强中干,阳气浮盛于肌肤而内脏相对空虚,再加上腠理疏松,因此反而比其他季节更容易伤及阳气。阳虚体质的人在夏季会过得比较舒服,因为在这个炎炎的夏季正是温补阳气的时候,当阳虚体质需要温阳以使机体达到阴平阳秘的状态时可以选用胡桃肉、肉桂、附子、杜仲等作为膳食的佐料;需要通阳以改善机体四肢经脉寒冷的状态时,可以多食用桂枝、羊骨等;而当机体中焦虚寒的时候,则可以选用一些温中散寒的食物,如小茴香、丁香等。当然这并不是说在夏季要保暖大补,而指不要贪凉饮冷,少在空调环境里待就行了。此外,还可以在夏至、三伏天少量进食羊肉、鸡肉等温补之品。

秋天应保证阴气内守,保持内心的平静,以达到收敛神气、保护肺脏的目的。

冬季严寒主要会使肾阳、筋骨关节受损伤,另外阳虚之体适应寒暑变化能力较差,应避寒就温,采取相应的保健措施。还可遵照:"春夏养阳"的原则,在春夏季节借自然界阳气之助培补阳气。可坚持空气浴或日光浴等。此外,阳虚体质的人宜住坐北朝南的房子,不要因贪凉而在室外露宿或空调房中睡眠,以免受风寒而患病。在运动方面,更要根据自己的体力强弱来选择适合自己的项目,如散步、慢跑、游泳、太极拳、八段锦及各种球类。

第八节 运 动 指 导

因肾藏元阳,阳虚体质者当培补肾阳,在运动方面,适宜以振奋、提升阳气的锻炼方法为主。如中国传统体育中的一些功法、适当的短距离慢跑、散步、打太极拳、做广播操等一些舒缓柔和的运动,运动量不宜过大,尤其注意不可大量出汗,以防汗出伤阳。

健身跑是最适于阳虚体质者的运动方式。健身跑也称慢跑,被人们视为"有氧代谢运动之王"而风行全球。著名德国医学教授赫尔曼指出:"慢速长跑是保持健康的最好手段,健身跑时的供氧比静坐时多8~12倍。

从生理学来讲,健身跑是一项完美的运动,健身跑可以调节人体的生理机能和各器官的共济协调功能。人在进行一定强度的跑步运动时,动员了人体各器官系统的活动,尤其是动员、调节呼吸系统的功能。跑步时人体对氧的需求量很高,有研究证实:健身跑时的肺通气量比安静时增加10~15倍以上,这样就促进呼吸活动加强,可使平时不被打开的肺泡得到利用,增强肺泡的开放数量,锻炼其通气功能,心血管系统加强活动,促进全身的血液循环,及时供给组织细胞的能量和氧气,及时排出汗液和二氧化碳。与此同时,大脑也获得了非常充足的氧气供应,增强了兴奋和抑制过程的调节能力。

一般来说,系统参加健身跑一段时间,体质会得到增强。有人认为健身跑获得良好效果的标志是:能用 5min 的时间跑完 1km,而且在跑的过程中不用特别费力能随时加速。这表明锻炼者有氧运动能力已有了很大的改进。

健身跑动作要点:跑步时头部和上体保持正直稍向前倾,颈部肌肉放松,腹部微收,双手不要紧握拳头,肘关节弯曲约 90°,以肩关节为轴手臂前后自然摆动;动作协调,重心移动平稳;跑时用前脚掌着地或用前脚掌外侧着地过渡到全脚掌跑。呼吸自然,有适宜的深度,节奏与跑的节奏相协调,可用鼻子吸气,嘴呼气,也可口鼻兼用。

健身跑的方法很多,如走跑交替法、匀速跑、间歇跑、变速跑和重复跑等。

1. 走跑交替方法

适合于体弱者、老年人和缺乏锻炼的人。方法是先走 100~200m,然后慢跑 300~500m,重复数次。也可以走 1min,跑 1min,交替进行;逐渐缩短走的时间,加大慢跑时间,直到可以完成持续慢跑。

2. 匀速健康跑

适合有基础者或体质较好者。方法是根据自己的体力合理地选择速度,进行持续跑,可以采取这样的方法:第一周用 6~8min 跑 1000m,2 周后加 1000m,再过 2 周再加 1000m,直至 5000~6000m。

3. 变速跑

变速跑就是在跑的过程中快跑一段距离后,再慢跑一段距离,快跑和慢跑交替进行的一种跑法。这是适合体质较好的长跑爱好者的跑法。

4. 原地跑

(1)原地提足跑:高抬腿使足离地 20cm 以上,每次 10min,节奏:70~80 步/min(单脚)。

(2)原地数息跑:脚尖轻着地,脚跟不着地,"数息"不是数呼吸次数,是数跑步步数。呼吸随跑步节奏,可以 3∶3 呼吸法,即吸—吸—吸—呼—呼—呼。

跑步的动作熟练后,即可开始练习闭眼原地慢跑。待闭眼跑能保持平衡后,便可正式进行原地数息慢跑。

第五章 阴虚体质

第一节 阴虚体质的辨识

"阴"是中国古代认识事物属性的一个基本哲学概念,是相对于"阳"而言的。最初的含义是指背向日光为阴,如《说文》所言:"阴,暗也。水之南,山之北也。"自春秋战国起,医学家开始将阴阳概念应用于医学理论之中。《黄帝内经》运用阴阳来阐释医学中的诸多问题以及人与自然界、人与社会的关系,"阴"则成为中医学认识疾病的一个基本概念。一般来说,认为凡是内守的、下降的、寒性的、晦暗的、抑制的都属于阴。如在《素问·阴阳应象大论》中就有"阴静阳躁","阳化气,阴成形","阴在内,阳之守也",在《素问·生气通天论》中也有"阴者,藏精而起亟也"等都形象客观地解释了阴的概念及属性。因此,中医学是将具有实体、内守、凝聚、宁静、凉润、抑制、沉降等特性的事物和现象统属于阴,进而来认识人体和疾病的阴阳属性。比如在人体内外来说内为阴,而在人体上下而言则下为阴,在人体脏腑而言脏为阴,在气血津液而言血、津液为阴等。

阴虚体质是由于体内精血津液亏少,客观包括血液、淋巴液等,主要以阴虚内热为主要特征的体质状态。阴虚体质的本质是体内缺乏水分,所以此体质在秋季容易发病。阴虚时主要表现为凉润、抑制与宁静的功能减退,从而出现虚热、失润及阴虚阳亢的症状。阴的不足可见于五脏六腑,如肺阴、脾阴、胃阴、心阴、肝阴和肾阴,皆可发生亏虚的病变。由于精血津液等有形物质属阴,因此也可表现为精、血、津液等物质的亏少而出现干燥不润、机体失养等病理状态。

阴虚体质亚量表共包括8个条目:①您感到手脚心发热吗?②您感觉身体、脸上发热吗?③您皮肤或口唇干吗?④您口唇的颜色比一般人红吗?⑤您容易便秘或大便干燥吗?⑥您面部两颧潮红或偏红吗?⑦您感到眼睛干涩吗?⑧您感到口干咽燥、总想喝水吗?每个条目均采用没有、很少、有时、经常、总是5段评分法,相应计分为1、2、3、4、5分。然后计算原始总分,根据总分计算转化分,转化分≥40分,即可判定为阴虚体质。

原始分数=各个条目分值相加,转化分=[(原始分−8)/(条目数×4)]×100。

阴虚质所占人群比例约为8.89%,阴虚体质在偏颇体质中占有较大的构成比,且以更年期妇女多见。

第五章 阴虚体质

第二节　阴虚体质的定义及成因

一、定义

阴虚体质是由于体内津、液、精、血等阴液亏少，以阴虚内热等表现为主要特征的体质状态。

二、成因

1.成因有先天因素也有后天因素，先天因素如孕育时父母过量食用温燥食品，或高龄受孕、早产等。

2.后天失养，忧思过度、纵欲耗精，或曾患过出血性疾病等。

3.平时过量食用辛辣、煎、炸、炙、烤的食物，使得津液血液慢慢消耗而造成阴液缺失，表现机体失去温润滋养，而致身体虚热干燥、虚火旺盛、心绪不宁的证候。

第三节　阴虚体质的特征

阴虚，和阳虚相对，所表现的临床症状与阳虚的临床症状完全相反。阴虚主要津、液、精、血等阴液亏损，阴液亏损以后常表现为阴气主寒、主静、主润的功能降低，如果得不到及时纠正，就会导致人体内阴液不足，缺乏滋润、干枯干涩、火偏盛。因女性较之男性有经、孕、产、乳等特殊的生理特点，而这些过程都要消耗阴血，血属于阴，所以，阴虚体质以女性较为常见。

一、形体特征

体型消瘦。阴虚体质的人不太容易发胖，肌肉结实比较紧凑。此体质的人消耗大，而表现为瘦小，体内火旺阴液流失多，阴虚无以制阳，则阳相对亢进，表现为虚火较旺的状态。

二、常见表现

主要表现为：形体消瘦，手足心热，平素口燥咽干，口渴而喜欢冷饮，大便干燥，小便短少。其次表现为：两颊潮红，有烘热感，两目干涩，视物模糊，唇红微干，皮肤干燥，易生皱纹，睡眠差。

三、舌脉特点

舌象多表现为舌体干瘦，舌质偏红，少津少苔或苔面花剥，脉象细数。这些都是虚火烧灼所致。

四、对外界环境的适应能力

不耐受热邪，也不耐受燥邪，耐凉不耐热，耐冬不耐夏。

五、发病倾向及原因

平素易患阴亏燥热的疾病，常见的有以下几种：

1.习惯性便秘：阴虚则体内阴血亏少，津液减少，这时机体就会代偿性的从饮食中吸收水分。另一方面，阴虚体质的人由于自身阴液亏虚，会本能地加强肠道对水液的吸收，肠道的润滑作用降低。所以，阴虚体质的人普遍存在便秘现象。

2.干燥综合征：因为阴虚的人津液亏虚，失于滋润，则会出现全身干燥缺水，主要表现为口舌咽干燥，饮水难解的现象。

3.高血脂：阴虚体质之人，长期阴津亏损，虚火旺盛，加重了体液虚耗的表现，到一定程度血液就会黏稠，可使得血脂、血压升高。

4.糖尿病：糖尿病初期阶段都是阴虚为主的，表现为口干，饮不解渴，喜食喜饮，皮肤变干。

5.甲亢：阴虚体质的人性情急躁易怒，情绪波动大，容易得甲亢。

六、性格特征

阴虚体质之人性情急躁，平时心烦易怒，情绪波动大，易动不易静，睡眠时间短或失眠。

第四节　阴虚体质的中医调养

肾为先天之本，肾阴肾阳是身体阴阳之本，又称为元阴元阳。肾阴为身体阴气之本源，"五脏之阴气，非此不能滋"，肾阴能抑制和调控脏腑的各种机能，凉润全身脏腑形体官窍，并与机体的阳气相平衡。五脏六腑、四肢百骸皆根于肾，所以补阴就从补肾阴开始。如何通过经络腧穴调养阴虚体质呢？一般取手足太阴经和足少阴经穴如肝俞、曲池、太冲、血海等用补泻法针刺，肾俞、太溪、足三里等用补法针刺；耳针取肾区、腰区等；穴位贴敷以三阴交、足三里为主；皮肤针循经取穴以皮肤潮红为度；穴位注射取三阴交、血海、曲池用维生素 B_1、B_{12} 注射。

一、针刺法

取手太阴肺经、足太阴脾经和足少阴肾经穴如肾俞、太溪、照海、三阴交等用补法针刺。

太溪——滋阴补肾的常用穴。位于足内侧、内踝后方与脚跟骨筋腱之间的凹陷处。

照海——照海穴在人体的足内侧,内踝尖下方凹陷处。照海穴是八脉交会穴,通奇经八脉之阴跷脉,主治阴虚火旺诸证。

三阴交——三阴,足三阴经也;交,交会也。三阴交穴在小腿内侧,当足内踝尖上3寸,胫骨内侧缘后方;是三条阴经的交会点,常揉此穴可延缓衰老,延迟更年期。

二、揉法

1.点揉穴位

患者取仰卧位,术者站或坐于其前方,点揉印堂、神庭、百会、四神聪穴各1min,力度以患者能耐受为度。

2.捏脊

患者俯卧位,术者站于其身侧,反复捏脊4~7遍,从骶尾部长强穴开始,用两手指共同捏拿肌肤,循脊椎旁两侧沿直线徐徐捻动上移,边捏边拿,边提边放,连续灵活,直至颈部大椎穴。

3.捏合谷、叩百会、揉劳宫、拍足底——调理阴虚盗汗

中医学认为盗汗由阴虚所致。因为阴虚则阳盛,虚热内生,阴气空虚,睡则卫气乘虚陷入阴中,表无护卫,肌表不密,虚火内灼,逼津外泄则汗。醒则气固于表,玄府密闭而汗止。

合谷——被称为汗证奇穴,用大拇指、食指、中指拿捏合谷穴处的皮肤,以感到酸胀且能忍受为度,可双向调节汗证,对少汗、多汗都有良好的疗效。

百会——本穴归于督脉,居脑之巅顶,用双手十指尖从前发际正中适度叩击头顶百会穴周围,有开窍醒脑、息风化痰、定惊安神之功。

劳宫——属手厥阴心包经,具有清心火、安心神的作用,还有治疗手掌多汗症的作用。因汗液为心火动心阴,在手掌蒸腾而出。用大拇指揉劳宫穴,能起到很好的作用,操作时左右手交叉进行,每天2~3次,每侧每次各操作10min。

4.按摩劳宫、少府,搓涌泉——调理五心烦热

所谓五心烦热就是指两手两足心发热,并自觉心胸烦热的症状,多由于阴虚火旺、心血不足或病后虚热不清及火热内郁所致,平时按摩手少阴心经荥穴少府穴可清心热、泻肝火,按摩手厥阴心包经荥穴劳宫穴有发散心火、安心神的作用,推搓足少阴肾经井穴涌泉,能滋肾阴、清虚火。另外,涌泉穴在人体养生、防病、治病、保健等各个方面都有重要作用。

三、拔罐

患者俯卧,术者站于其身侧,在背部沿着膀胱经第1、第2侧线上走罐,走至皮下瘀血

为度,然后再沿膀胱经进行拔罐操作,留罐3~5min(见图5-1)。

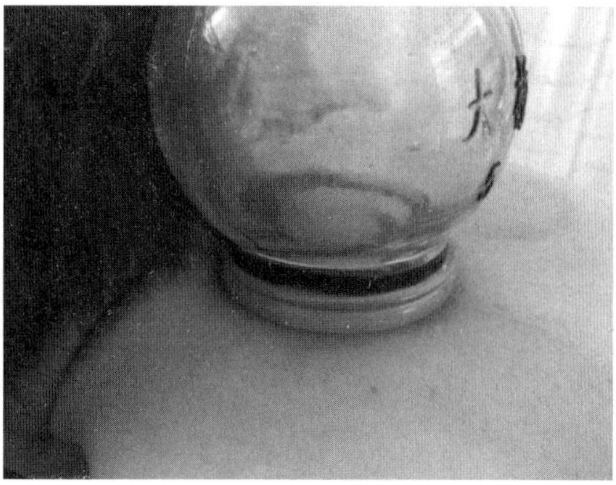

四、艾灸

患者取舒适体位,术者立于患者身侧,手持艾条,将艾条的一端点燃,对准印堂、神庭、百会、四神聪穴,距离皮肤2~3cm进行熏烤,使患者局部有温热感而无灼痛为宜,每穴灸10min。

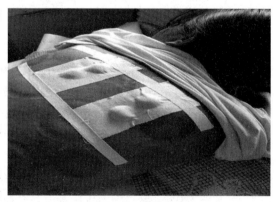

图5-1 拔罐

五、刮痧

患者取俯卧或坐位,术者以刮痧板从颈部开始,沿着脊柱两侧膀胱经,从上到下进行刮痧操作,刮至皮肤微微发红为度。

六、耳针

取肾区、腰区、心、肺等,锨针贴敷,胶布固定,留针期间用手指适度按揉。留针1~2d,出针后用干棉球按压,必要时用碘伏消毒,预防感染。

七、穴位

以三阴交、足三里、太溪为主,用水或者米醋将药调和成糊状,外敷于穴位处。

八、皮肤针

穴位贴敷(如图5-2):循经取穴,适当力度扣刺,以皮肤潮红为度。

九、中药调理

1.六味地黄丸

出自《小儿药证直诀》,原书主治:"地黄丸,治肾怯失音,囟开不合,神不足,目中白睛多,面色㿠白等症。"该方由熟地黄、山萸肉、山药、泽泻、丹皮、茯苓六味药组成。方中重用熟地黄滋阴补肾,填精益髓,为君药。山茱萸补养肝肾,并能涩精;山药补益脾阴,亦能固肾,共为臣药。山药配合,肾肝脾三阴并补,是为"三补",熟地黄用量是山萸肉与山药之和,故仍以补肾为主。泽泻利湿而泻肾浊,并能减熟地黄之滋腻;茯苓淡渗脾湿,并助山药之健运,与泽泻共泻肾浊,助真阴得复其位;丹皮清泻虚热,并制山萸肉之温涩。三阴并称"三泻",均为佐药。六味合用,三补三泻,其中"三补"用量重于"三泻",是以补为主;肝、脾、肾三阴并补,以补肾阴为主。

057

图5-2 穴位敷帖

2.左归丸

出自《景岳全书》，原方主治："治真阴肾水不足，不能滋养营卫，渐至衰弱，或虚热往来，自汗盗汗，或神不守舍，血不归原，或虚损伤阴，或遗淋不禁，或气虚昏晕，或眼花耳聋，或口燥舌干，或腰酸腿软。凡精髓内亏，津液枯涸等证，俱速宜壮水之主，以培左肾之元阴，而精血自充矣。宜此方主之。"左归丸由熟地黄、山药、枸杞子、山茱萸、川牛膝、鹿角胶、龟板胶、菟丝子组成。方中熟地黄滋肾填精，大补真阴，为君药。山茱萸养肝滋肾，涩精敛汗；山药补脾益阴，滋肾固精，养肝明目；龟板胶偏于补阴，鹿角胶偏于补阳，在补阴之中配伍补阳药，取"阳中求阴"之义，均为臣药。菟丝子、川牛膝益肝肾，强腰膝，健筋骨，俱为佐药。诸药合用，共奏滋阴补肾，填精益髓之效。

3.一贯煎

出自《续名医类案》，原方主治："胁痛，吞酸，吐酸，疝瘕，一切肝病。"此方由北沙参、麦冬、当归、生地黄、枸杞子、川楝子组成。方中重用生地黄滋阴养血、补益肝肾为君，当归、枸杞子滋阴柔肝；北沙参、麦冬滋养肺胃，养阴生津，意在佐金平木，扶土制木，四药共为臣药。佐以少量川楝子，疏肝泄热，理气止痛，复其条达之性。

第五节　阴虚体质的饮食指导

阴虚体质是由于体内津、液、精、血等阴液亏少，滋润濡养功能减退，以阴虚内热为主要特征的体质状态，表现为心烦、口燥咽干、手足心发热等，在日常饮食调理非常重要，五谷选小米，其味咸淡，气寒下渗，为"肾之谷"；五果宜桑葚子，单食能止消渴；五菜选枸杞叶，滋养肺肾；五畜选猪皮，猪皮具有清虚热、润肌肤、补血止血作用；海产选蛤蜊，滋阴明目；草药选枸杞子，滋肾、润肺、明目，适宜肝肾阴虚之人及一切阴虚内热之症；因此阴虚体质者宜多食滋阴潜阳物质。常见的还有芝麻、绿豆、猪肉、鸭肉、牛奶等，可采用红烧、焖、炖、煮、煲等方法，尽量少放调料，保持原汁原味。

蜂蜜可滋阴养颜，平时可多喝蜂蜜水。山药、百合、莲子既是蔬菜又是中药，阴虚体质者可以多吃。酸甘可化阴，甘寒可清热，因此多数水果都适合阴虚体质，但属于温热性的荔枝、龙眼、樱桃、大枣、核桃、栗子等不宜。

温燥、辛辣、香浓的食物宜伤阴，如花椒、桂皮、茴香、韭菜、羊肉等，所以阴虚体质者应少吃，甚至不吃。另外，阴虚体质者应忌吃煎炸爆炒食品和脂肪含量过高食品。

阴虚体质食疗方：

1.蜂蜜银耳百合粥

材料：蜂蜜30g、百合50g、银耳30g、糯米50g。

做法：将百合、银耳、糯米加水适量，煮熟加入蜂蜜即食。

功效：清心润肺。适合阴虚体质虚烦失眠，干咳少痰者。

2.冰糖炖海参

材料：海参50g、冰糖适量。

做法:将海参洗净,放入瓦锅内,加水适量,放入盛有水的锅内,隔水炖至烂熟。在锅内放入冰糖,加适量水,熬成糖汁,倒入海参即成。

功效:补肾益阴,养血润燥。适合阴虚体质咽干口燥,皮肤干燥者。

3. 绿豆海带粥

材料:绿豆100g、大米适量、海带100g。

做法:将海带切碎与绿豆、大米同煮成粥。长期当晚餐食用。

功效:补肝益肾。适合阴虚体质咽干口燥,手足心发热者。

4. 小米南瓜粥

材料:小米60g、南瓜200g。

做法:将小米淘干净,南瓜去籽去皮,切块,和小米一起放入锅内,加水适量,煮1h左右即可。

功效:养阴益肾。

5. 地黄粥

材料:粳米50g,鲜地黄30g,酥油、白蜜适量。

做法:鲜地黄切片,待水沸与米同煮,粥欲熟再入酥油、白蜜,煮熟即成。

功效:养阴清热,和中益胃。

6. 鸽蛋烩银耳

材料:干银耳30g,鸽蛋12个,火腿15g,鸡汤1500g,精盐6g,料酒15g,熟猪油15g,味精、胡椒面、香菜叶少许。

做法:银耳用温水泡涨,洗净。开水氽一下,再用清水泡后蒸熟,香菜叶洗净,火腿切末,取12个圆形铁皮模子,内壁抹上猪油,将鸽蛋打破倒入,上面放一片香菜叶和少许火腿末,蒸5min取出,泡在冷水中。将鸡汤烧开,下入料酒、盐、胡椒面,把银耳捞入鸡汤内,再把鸽蛋捞入鸡汤内,最后放入味精装碗即成。

功效:润肺和胃,补肾益气。

7. 银耳氽鸡片

材料:水发银耳30g,生鸡脯肉120g,鸡蛋2个,鸡汤1000g,精盐6g,料酒15g,味精、水淀粉、胡椒面适量。

做法:水发银耳摘去杂质,洗净,分成小块。鸡脯肉剔去筋洗净,切成柳叶形薄片,放入凉水内泡一下捞出,用鸡蛋清浆拌,再把鸡片在沸水中略氽一下(逐片下锅)。烧开鸡汤,加入调料,调好味,银耳、鸡片用热汤先烫一下,捞入汤碗内,用水淀粉勾成稀流芡后,随即注入汤碗内即成。

攻效:补虚滋阴,润肺养胃。适宜于咳喘气短、心烦失眠、舌红无苔的阴虚体质者。

8. 银耳化液汤

材料:鼋鱼1只,知母10g,黄柏10g,天冬10g,女贞子10g,银耳15g,生姜、葱、味精少量。

做法:用开水将鼋鱼烫死,揭甲,去内脏、头、爪。把鼋鱼肉放入锅内,加水、姜片、葱段,用武火烧开后,改文火煨,至肉将熟时放入银耳及药袋(袋内装知母、黄柏、天冬、女贞子)。鼋鱼肉烂时出锅,加味精,吃肉饮汤。

功效:滋阴化液。

9. 百合冬瓜汤

材料:百合50g,鲜冬瓜400g,鸡蛋1枚。

做法:将百合洗净撕片,冬瓜切薄片,加水煮沸后,倒入鸡蛋清,酌加油、盐拌匀熬汤,至汤呈乳白色时即可装碗。

功效:养阴润燥。

第六节 阴虚体质的心理调摄

阴虚体质者性情较急躁,容易发火,外向好动,活泼,常常心烦易怒,这是阴阳失衡,阳盛而阴衰导致主静功能的减退,而使机体呈现主动亢奋的状态,是阴虚火旺、心肾失交之故,所以阴虚体质者火气比较大,平时在生活、工作中应克制情绪,少与人争执,遇事要冷静思考,正确对待顺境和逆境。可以通过练书法、下棋来修养性情,用旅游来寄情山水、陶情冶性。多听一些曲调轻柔、舒缓、抒情的轻音乐,防止恼怒发火。

一、人格心理特征

相关研究表明,阴虚体质者多见于外向,急躁情绪不稳定型,表现为个性急躁、外向、好动,常常会心烦易怒,很容易与陌生人打开话匣子,很活泼、很热情。

二、心理健康调适建议

1. 宣泄疗法

针对个性特征,运用宣泄疗法,来改善性情急躁易怒的消极情绪,保持稳定心态,该方法基本原则是让个体将心中积郁的苦闷或思想矛盾倾诉出来,以减轻或消除其心理压力,对正常人的心理情绪问题有相当大的帮助,常用的方法有:

(1)空椅技术。是一种常用的情绪宣泄方法,具体做法是:准备两把椅子,自己坐在其中一把椅子中,另一把是想象中的人。引导个体体验自己和对方各自的情境,通过前后变换角色而在两者之间展开一场对话,把自己受到消极的心情和愤怒全部投向这个空椅上,实现情绪的宣泄。

(2)倾诉述说事件及其内心感受,以达到宣泄的目的,在说出自己经历的事件及其内心感受之后,常常就有"心里好受多了"的感觉。

(3)情感爆发宣泄。选择一个安静的地方,最好是空旷的原野或无人的山顶,引导对方爆发出压抑的情绪,如引导个体痛哭或大声喊叫。

(4)行为宣泄。在营业性的发泄场所,他们备有各种各样的设施,供人们发泄自己的愤怒情绪,根据自己的情况选择发泄对象和发泄方式,发泄自己的悲伤、愤怒或者其他情感。

2.合理情绪疗法

改善对生活事件的不良认知,调节自己情感,心平气和,学会正确对待喜与忧、苦与乐、顺与逆,对非原则性问题少与人争执,少参加有输赢的活动,改变消极情绪,增进身心健康。

第七节　阴虚体质的起居调护

阴虚体质者由于阴不制阳而阴阳失衡,阳气易亢,平时常表现为心绪不宁、心烦易怒,特别是睡眠不好之人更是如此,所以应保证充足的睡眠时间,以藏养阴气;尽量避免工作紧张、熬夜、剧烈运动、高温酷暑的工作生活环境等;肾为身体阴气之本,阴虚体质者要节制房事,惜阴保精;阴虚体质者还应戒烟限酒,长期吸烟喝酒易致燥热内生,容易出现口干咽燥或咯痰咯血。

春季气候逐渐变暖,春光明媚,阳气升发,万物都开始顺应天时而生长,这时人也应该晚睡早起,养阳敛阴,以养人体升发之阳气,吐故纳新,如阳不足,阴亦不长,所以阴虚体质的人也应该在春季加强锻炼,注意防风御寒,免伤形体。

夏季气候炎热,昼长夜短,阳气旺盛,可晚睡早起,适当午睡,以保存精力,夏季暑热偏盛,要防止暴晒,室内适当降温,多饮水,防止气温太高,伤津耗液,穿衣要宽松、透热、散气,要勤洗澡,以散发暑热之气,防止出汗过多伤津,夏天的锻炼要选择在清晨或傍晚,在凉爽的地方进行,运动量不可过大,多采用散步、打太极拳等方式。

秋季应该早睡早起,秋季以收藏为主,早睡以顺应阴精的收敛,早起以适应阳气的舒长,秋季属燥金,天气干燥,易使人皮肤干燥,因此居室应保持一定的湿度,避免大汗淋漓以伤津液,秋季锻炼,运动量不宜过大,以散步、气功为主。

冬季原则是避寒就暖,敛阳护阴。起居方面,要早睡晚起,避风防寒,故室内温度要保持温暖,衣着应以温暖舒适为主。冬季,万物闭藏,人也应该固密心志,保养精神,以固阴精。

此外,古人还有"春夏养阳,秋冬养阴"的理论,秋季干燥,易于伤阴,故应少吃花椒、葱、姜、薤、蒜等辛辣之品,多进芝麻、糯米、蜂蜜、甘蔗、菠菜、乳品等柔润食物,老人还可晨起食粥来益胃生津。另外,制作各种药膳来养阴固精,如百合莲子粥、银耳冰糖粥、红枣糯米粥、黑芝麻粥等均是益阴养胃且可以久服多服的秋令佳品。根据秋季的气候特点,平时可服用沙参、麦冬、百合、川贝、胖大海等益气滋阴的中药来保养,秋季多燥,可用生地、百合、党参、蜂蜜、麦冬、甘草等内服,以防秋燥。冬主收藏,这时食补可用鸭肉、鹅肉、猪肝、木耳等,药补可用阿胶、当归、枸杞、六味地黄丸等温补之品,忌大补、峻补,要循序渐进。

养生,生活环境很重要,选择一个有利于身体健康的生活环境。住宅区要广种树木,让人感到生机勃勃,清香四溢,土壤湿润,水要甘美,空气清新,这样肺吸入新鲜空气才能更好地输送氧气,住宅要阳光充足,水源清洁,土壤肥沃,山川秀丽,住宅要通风采光良好,最好选在依山傍水的地方,依山,冬季山上的树木可以挡风,避沙御寒;夏季,茂密的树木可减少阳光辐射,吸收热量,调节气温;傍水,青山绿水可清除空气中的污浊之气。居室要宽敞适中,过高、过矮均不合适,居室的布置不可以红色、绿色为主,因为红乃火色,绿色属木,阴虚体质本已阴不足,偏火旺,从五色来说,这两种颜色均不利,所以酌情选用其他色调为宜,主色调以白色较为相宜。

人体的气血受日月、星辰、四时的影响而发生周期性的盛衰变化,因此要做到起居有常,顺应阴阳的变化。首先,起居要顺应一日之阴阳,昼阳而夜阴,白天阳气旺盛,晚上阴气旺盛,人的起居就要顺应这个规律,尤其是睡眠,要选择在晚上,不可过度熬夜,不能认为只要睡眠了就可以,这样违背了自然之规律,不利于阴津的生成。其次,要顺应四时的阴阳变化,人与自然息息相关,所以说春夏养阳,秋冬养阴,顺四时阴阳变化而起居,身体才能健康。这里强调一下睡眠对人体的作用,人白天的活动以动为主,不管是劳心,还是劳力,都要以形体精血为基础,白昼属阳,夜属阴,阴津之恢复,夜间的睡眠是很重要的,否则,第二天的阴津不足,导致人精力不足,工作效率降低,所以要讲究睡眠的质量,睡前要保持心态平和,精神完全放松,不可兴奋、情绪激动、发怒,这样才能很快入睡,且睡眠质量好。睡眠环境要安静,不能喧闹,睡眠在春夏季宜晚睡早起,秋季早睡早起,冬季宜早睡晚起,睡眠的时间最好是从晚9时到次晨6时为宜。西方属阴主降,秋冬头向西而卧,以应潜藏之气,可养人阴气。

第八节　运 动 指 导

阴虚体质者由于体内津液精血等阴液亏少,运动时易出现咽干口燥、面色潮红等现象,做中小强度、间断性的身体锻炼,选择太极拳、太极剑、八段锦等动静结合的传统健身项目,锻炼时要控制出汗量,及时补充水分。也可选择游泳,以润泽肌肤,减少皮肤瘙痒。

游泳是一项很好的全身耐力性运动。人在水中游泳,两臂划水同时两腿打水或蹬水,全身肌肉群几乎都参加了运动,尤其是与上肢摆动划水有关的胸大肌、三角肌、肱三头肌和上半身的背部肌群,会变得比较发达,使肩部增宽,胸肌发达,腹腰肌力增强,臂腿健壮,身材匀称,富于曲线美。同时,游泳是一种周期性运动,划水和打水都是紧张和放松相交替的,长时间的锻炼不仅可以提高有氧能力,还会使肌肉变得柔软而富于弹性。再有不论用哪种姿势游泳,人的肢体都要不停地进行收缩和舒张,这促使身体各部分关节的灵活性得到良好的锻炼,提高了关节的稳定性和运动幅度。游泳运动可以使关节周围的肌肉发达,力量增强,增加关节囊和韧带厚度,使关节能承受较大的负荷。

游泳健身注意事项:①忌饭前饭后游泳。空腹游泳影响食欲和消化功能,也会在游泳中发生头昏乏力等意外情况;饱腹游泳亦会影响消化功能,还会产生胃痉挛,甚至呕吐腹痛现象。②做好准备活动,不要在剧烈陆上运动后马上游泳,这样会使心脏负担加重,体温急剧下降。③游泳后应用干毛巾擦干身体,预防感冒。④月经期不要进行游泳锻炼,因为月经期间女性生殖系统抵抗力低弱,游泳易使病菌进入子宫、输卵管等处,引起感染。⑤游泳应注意安全,不要在浅池跳水。

第六章　痰湿体质

第一节　痰湿体质的辨识

随着社会高速的发展,人们的生活水平也在大踏步地提高,饮食上由以往的只要求填饱肚子,转变为现在的要求高蛋白、高维生素等各种营养素均衡的饮食;再加上越来越便捷的交通工具,人们普遍缺乏各类运动,这就使得体内痰、湿滞留,津液运化失调,进而导致身体气机不通畅,代谢功能紊乱。

痰湿体质亚量表共包括8个条目:①您感到胸闷或脘腹胀满吗?②您感到身体沉重、乏力吗?③您腹部肥满松软吗?④您有额部油脂分泌多的现象吗?⑤您上眼睑有轻微隆起的现象吗?⑥您嘴里有黏黏的感觉吗?⑦您平时痰多,特别是嗓子总有异物感?⑧您有食欲欠佳的感觉或舌苔厚腻表现吗?每个条目均采用没有、很少、有时、经常、总是5段评分法,相应计分为1、2、3、4、5分。然后计算原始总分,根据总分计算转化分,转化分≥40分,即可判定为痰湿体质。

原始分数=各个条目分值相加,转化分=[(原始分−条目数)/(条目数×4)]×100。

痰湿体质人群占所有人群比例大约为6.29%,经临床应用证实通过对痰湿体质进行调整机体干预可有利调整人体的机体代谢状况,也有临床报道证实了中医体质辨识融入社区健康管理中对各类代谢综合征的预防与治疗取得了较好的效果,减轻了医疗负担,取得了良好的社会效益和经济效益。

第二节　痰湿体质的定义及成因

一、定义

痰湿体质是由于水液内停而使痰湿凝聚,以黏滞重浊为主要特征的体质状态。

二、成因

1.遗传因素。先天遗传在病因中占比较大的比重,我们日常多见的一些代谢性疾病,如糖尿病、高血压、心脏病等,除了因为不良的生活方式外,还有非常明显的家族遗传史。

2.高盐饮食。长期饮食中盐分太多容易导致水钠潴留,引起身体浮肿,而且也会使肾脏的负担加重。水湿久留会形成痰饮,所以这是形成和加重痰湿体质的一个很重要的饮食因素。

3.过食寒凉。进食冷饮、寒凉东西太多,容易损伤脾胃,"脾为生痰之源,肺为储痰之器",脾胃损伤,运化失调,聚湿生痰,形成痰湿体质。

4.长期熬夜。经常熬夜易影响肝胆的疏泄,导致气机不畅,肝气横逆犯脾,脾失健运,水湿停聚于体内而形成痰湿。

5.过食肥甘,缺乏运动。肥甘厚味能影响脾胃运化,从而导致气化失常,湿聚成痰,水停为饮,加上很少运动,脾阳不升而加重水湿痰饮积聚,痰湿困脾,反过来又会影响脾胃运化而形成痰湿体质。

第三节 痰湿体质的特征

痰湿体质是当前很常见的一种体质类型。当人体脏腑内阴阳失调,气血津液运化失衡,导致水湿停聚于体内而形成痰湿,一般多见于肥胖者。痰湿体质具有形盛体实的特点,是培养现在大多数生活方式病的最大温床和土壤,在此基础上,人群更容易患高血压、糖尿病、大动脉硬化、脑中风等。痰湿体质又称为迟冷质,多是由饮食不当或疾病困扰而导致。这里的"痰"并不是只指一般概念中的痰,而是指人体津液的异常潴留,是病理性的一种产物;"湿"又分为内湿和外湿,外湿特指空气潮湿、环境潮湿,如淋雨、居处潮湿等,外在的湿气会侵犯人体而导致疾病;内湿是指消化系统运作的失宜,对水在体内的流动失控而致津液停聚,或因饮食中水分过多,或因经常饮酒、吃乳酪、饮生冷饮料,而导致体内津液聚停而形成内湿。

一、形体特征

体型肥胖,腹部肥满松软。痰湿体质者易发胖,换言之,易发胖的人一般属于痰湿体质。"胖人多痰湿,瘦人多内热"。痰湿重的人容易感到身体沉重,所以一般不爱运动。

二、常见表现

1.面部皮肤容易出油,身体多汗且黏,常胸闷,且痰多。
2.面部虚胖,颜色萎黄而黯淡,眼泡微浮肿,常感倦怠乏力,表现出精神萎靡。
3.大便发黏不易排出,小便颜色黄混。
4.口中常感黏腻或有甜味,常感口渴却不想喝水。
5.易脱发、断发。

三、舌脉特点

舌象一般表现为舌体胖大,舌体边缘多有齿痕,舌苔白腻,脉滑或濡。

四、对外界环境的适应能力

痰湿体质的人群对梅雨潮湿季节及湿热环境适应能力很差,故易患湿证。

五、发病倾向及原因

1.高血压、糖尿病、代谢综合征

有研究显示痰湿体质与代谢综合征的发生存在着正性的相关关系。痰湿体质因为体内的津液代谢失衡而不归正化,痰湿之邪蕴结,故而易导致机体代谢紊乱。痰湿体质者也同样容易发生高血压、糖尿病。

2.肥胖症

痰湿体质人群多具有体形肥胖的外部面貌特征,由于痰湿之邪壅滞机体,停聚于内脏及四肢,造成体内的脂类代谢障碍,脂肪储存过多而导致肥胖。

3.生殖功能障碍

痰湿体质人群由于体内痰湿内蕴,膏脂雍盛,若阻塞胞络及精室,可引起男女生殖之精化生障碍以及结合受阻,可导致男女的不孕不育。

六、性格特征

痰湿体质者一般性格温和,稳重谦和,善于忍耐,与周围人易于相处。

第四节　痰湿体质的中医调养

一、针刺法

取手太阴肺经、足太阴脾经和足厥阴肝经行针刺治疗,取脾俞、太白、胃俞、天突、廉泉、太冲、大陵、内关、支沟、胆俞、肺俞、三阴交、阴陵泉、丰隆等穴,针刺得气后行平补平泻法或轻刺激泻法,留针30min后出针。

化痰湿特效穴——丰隆、天枢、大横、水道、阴陵泉、丰隆,和胃气、化痰湿、清神志的要穴。

天枢——为大肠募穴,是大肠经气聚结之处。

阴陵泉——归足太阴脾经,是足太阴脾经的合穴,是脾经脉气所注之处,具有健脾化湿、通利三焦的作用,为健脾祛湿利水要穴。

大横——归于足太阴脾经,位居脐旁,能通调肠腑、健脾和胃,而达到化痰除湿的目的。

水道——归足阳明胃经,居下腹部,具有健脾和胃、通调水道之功能,使人身之痰湿浊气排出体外。

二、按摩

1.去除脾胃痰湿——点揉天枢、阴陵泉、中脘、脾俞、胃俞、足三里。

方法：用拇指按揉上述穴位，以酸胀为度，或每穴持续1~2min。

2.推按腹部：患者取仰卧位，术者站于其一侧身旁，双手十指并拢，自然伸直，左手掌叠放于右手背上，右手的掌指平贴于腹部肚脐上方，稍用力向前下方推按，一边推按一边由上而下缓缓移动，沿腹中线向下推压直至小腹，如此反复推按20~30次。

3.揉捏腹部：患者取仰卧位，术者站于其任一侧，双手从腹部两侧到肚脐，揉捏多余的赘肉，如此反复揉捏5min。具体方法：揉捏时以手掌置于腹部，往下压的同时旋转揉动、揉以旋按，揉动的同时配合十指指腹着力于施治部位，加以捏拿，按揉—捏—提拿，如此顺序，反复进行。

三、刮痧

患者俯卧位，术者站于患者的一侧，在背部皮肤上涂以润滑油，手持刮痧板在患者背俞穴（以脾俞、胃俞为重点）上进行刮痧，刮到局部微微发红、渗血为度，隔日1次。

四、拔罐

患者取仰卧位，在患者天枢、中脘穴上进行拔罐，拔罐持续时间以10~15min为宜，至皮肤出现瘀血或青紫为度。然后取俯卧位，在脾俞、胃俞上拔罐，拔罐时间宜10~15min。寒冷季节注意为患者保暖。

五、艾灸

患者取合适的体位，术者立于患者一侧，将艾条的一端点燃，倒插入艾灸盒，将艾灸盒分别放于中脘、天枢、足三里、阴陵泉、脾俞、胃俞处施灸各15min，使患者局部皮肤温热、发红而无灼痛为宜，一般每日灸1次。

六、穴位贴敷法

以涌泉穴为主，药物打粉后用姜汁调和，用胶布贴于穴位处，定时更换，避免局部皮肤破溃。

七、耳针疗法

取脾、肾、膀胱等穴，用耳针贴压，一般留针2~4d。

八、中药调理

由于社会发展、环境恶化等各种因素的影响，肥胖、代谢性疾病、心脑血管疾病、恶性肿瘤等的发病率在全球范围内日益增高，王琦等研究发现，这些多发的"现代病"与中医体质学的痰湿体质密切相关，所以可以从痰湿体质的角度对这类高危人群进行健康管理。

1.祛痰祛湿是痰湿体质者的首要任务

由于痰湿体质者多体型肥胖,而且平常不喜饮水,懒动,舌体胖大,舌苔腻而偏厚;女性多见月经不规律、延迟、量少,甚至经闭,皮肤油腻粗糙,毛孔粗大,易生痤疮等,治疗上要尽量用一些化痰除湿的中药,再适当配用温化通阳之法,如祛肺部、上焦的痰湿用白芥子、陈皮、干姜、桂枝,祛中焦的痰湿用党参、陈皮、白扁豆、厚朴,但用药时须防温热太过,以免水液受灼而化热生变。

2.化痰祛湿,兼以活血行气

痰湿为阴邪,其性黏滞,易阻遏气机,使血行不畅而致血瘀,形成痰瘀互夹的病理局面,有人形容说"痰"就像油漆,和"湿"黏到一起,难分难解,治疗起来非常困难,宜化痰祛湿,兼以活血行气。根据临床观察,情志不畅会明显加重体内痰湿,所以治疗痰湿,少佐行气药是很有必要的。

3.少用甘润阴凉之品

痰湿体质是由于水液内停而痰湿凝聚,以黏滞重浊为主要特征的体质状态,平时饮食宜清淡,应多摄取健脾、化湿、通利三焦的食物,少用甘润阴凉之品,以免生痰留饮。

痰湿之生,与肺脾肾三脏关系最为密切,故重点在于调补肺脾肾三脏。若因肺失宣降,津失输布,液聚生痰者,当宣肺化痰,方选二陈汤;若因脾不健运,湿聚成痰者,当健脾化痰,方选六君子汤,或香砂六君子汤;若肾虚不能制水,水泛为痰者,当温阳化痰,方选金匮肾气丸。

(1)二陈汤:出自《宋·太平惠民和剂局方》,原书主治:"治痰饮为患,或呕吐恶心,或头眩心悸,或中脘不快,或发为寒热,或因食生冷,脾胃不和。"

处方:半夏(汤洗7次)、橘红各15g,白茯苓9g,甘草(炙)4.5g。

功能主治:治痰饮为患,或呕吐恶心,或头眩心悸,或中脘不快,或发为寒热,或因食生冷,脾胃不和。

用法用量:上药㕮咀,每服12g,用水一盏,生姜7片,乌梅1个,同煎六分,去滓,热服,不拘时候。现代用法:加生姜7片,乌梅1个,水煎温服。

方中半夏辛温性燥,善能燥湿化痰,且又和胃降逆,为君药。橘红为臣,既可理气行滞,又能燥湿化痰。君臣相配,寓意有二:一为等量合用,不仅相辅相成,增强燥湿化痰之力,而且体现治痰先理气,气顺则痰消之意;二为半夏、橘红皆以陈久者良,而无过燥之弊,故方名"二陈"。佐以茯苓健脾渗湿,渗湿以助化痰之力,健脾以杜生痰之源。煎药时加生姜,既能制半夏之毒,又能协助半夏化痰降逆、和胃止呕;用少许乌梅收敛肺气,与半夏、橘红相伍,散中兼收,防其燥散伤正之虞,均为佐药。以甘草为佐使,健脾和中,调和诸药。

(2)六君子汤:出自《医学正传》。原书主治:"治痰挟气虚发呃。"

处方:人参9g、白术9g、茯苓9g、炙甘草6g、陈皮3g、半夏4.5g。

功用:益气健脾,燥湿化痰。

主治:脾胃气虚兼痰湿证。食少便溏,胸脘痞闷,呕逆等。

用法:水煎温服。

(3)金匮肾气丸:出自《济生方》,是汉张仲景《金匮要略》中肾气丸加味,又称济生肾气丸。

成分：地黄、山药、山茱萸(酒炙)、茯苓、牡丹皮、泽泻、桂枝、附子(炙)、牛膝(去头)、车前子(盐炙)。

功能主治：温肾化气，利水消肿。用于肾(阳)虚水肿，腰膝酸软，小便不利，畏寒肢冷。

用法用量：口服，一次1丸，一日2次。

方中以附子、桂枝为主药，各取少量，取"少火生气"之意，意在微微补火以鼓舞亏虚的肾中阳气，补命门之火，引火归源；再辅以地黄等六味药物滋补肾阴，促生阴液；如此配伍组方是本着阴阳互根的原理，阴阳并补，使得"阳得阴助，而生化无穷"，补阳效果更稳固、更持久。为进一步治疗肾阳虚水肿，本药还配伍了牛膝、车前子以清热利尿、渗湿通淋、引血下行，治疗水肿胀满、小便不利、腰膝酸软等肾阳虚水肿，10种药物配伍精当，使其具有温补下元，壮肾益阳，化气利水，消肿止渴，引火归源的功效。

第五节 痰湿体质的饮食指导

痰湿体质是指由于水液内停而致痰湿凝聚，消化出现障碍，以黏滞重浊为主要特征的体质状态。表现为形体肥胖、腹部松软、口黏苔腻等。在饮食上宜清淡，搭配宜均衡，多摄取能够宣肺、健脾、益肾、化湿、通利三焦的食物。《古今医统大全·卷八十六》谓："凡肥盛强厚者，自壮至老，衣食与药，并用疏爽。肉虽多，不使胜食气。果宜枣柿藕，菜宜韭与萝蓠。饮食饥时先进热物，然后并宜温凉及时，勿恣食黏滑烧炙煎爆辛辣燥热之味"。所谓"厚酒肥肉，甘口而病形"，因此痰湿体质者在本草养生里，五谷选扁豆，有健脾益气、消暑化湿及利水消肿之功效，正如人们所说痰湿体质者"宁可食无肉，不可食无豆"；五果选梨子，能润肺清心，消痰降火；五蔬为冬瓜，利水、消痰、清热、解毒。海产选鲫鱼，其性缓，具有健脾利水之功；草药选荷叶，解暑热、清头目、利水减脂。可多食葱、蒜、海藻、海带、冬瓜、萝卜、金橘、芥末、生姜等食物。但痰湿体质者吃生姜是有讲究的，正如谚语曰"冬吃萝卜夏吃姜，不劳医生开药方"。夏天要坚持喝"红糖姜茶"，特别适合女性；要少吃肥甘、油腻、滋补、寒凉饮食。

痰湿体质者应饮食有节，养成良好的饮食规律，进餐应定时定量，不可暴饮暴食或饮食过量。清·尤乘《寿世青编·养脾说》强调："谷气胜元气，其人肥而不寿"，食不可过，过则壅滞而难化。若饮食不节、饮食过量则脾胃受损，水谷不归正化，便会危害健康，影响寿命。

常用食疗方：

1.山药冬瓜汤

材料：山药50g、冬瓜150g。

做法：将山药和冬瓜削皮、洗净、切块，放入锅中，加水适量，慢火煲30min，调味后即可食用。

功效：健脾、益气、利湿。

2.白扁豆粥

据典：白扁豆甘，微温，入脾、胃二经，有健脾清肝、和中化湿、利尿消肿等功效。《本草纲目》言其"止泻痢，消暑，暖脾胃，除湿热，止消渴"。

食材：白扁豆10g，粳米50g，水适量。

做法：白扁豆洗净浸泡3h；粳米洗净，与泡过的扁豆同煮粥，待粥糜烂，加糖、蜜等调味即成。

功效：本品健脾和中、化湿消暑。适合于中暑发热、暑湿泄泻、脾虚乏力、食少便溏、肢肿带下等病患者选用。

3.藕片香菇汤

据典：莲藕甘、凉，熟用微温，有凉血散瘀、补益脾胃之功效。据《神农本草经》记载"藕主补中养神，益气力，除百疾，久服轻身耐老，不饥延年"。

食材：莲藕400g，干香菇10g，猪肉100g，葱姜、花椒、桂皮、盐等调料适量。

做法：猪肉洗净切片，用葱姜、料酒等腌渍10min；香菇温水泡开洗净，莲藕洗净削皮切片，起油锅煸炒猪肉，加水1500ml左右，同时放入香菇、料酒等，开锅后加藕片，见熟加调料即成。

功效：本品活血化瘀、清火解毒，适合痰湿体质者平时佐餐选用。

4.茯苓粉粥

材料：茯苓粉30g，白米30g，红枣(去核)7个。

做法：先煮米几沸后放入红枣，将成粥时放入茯苓粉搅匀，亦可加糖少许。

效果：健脾渗湿，调中止泄。适宜于痰湿体质者因脾气不充，运化失调而引起的大便溏软、面色㿠白、口中干而不欲、乏力倦怠、饮食无味等症。

5.赤豆粳米粥

主要原料：赤小豆约50g，粳米100g，白糖适量。

制作方法：先用砂锅把赤小豆煮烂，然后加入粳米煮粥，粥成后加入白糖，稍煮即成。

效用说明：利水消肿。

6.荷叶米粉肉

材料：五花猪肉500g，炒米粉125g，鲜荷叶3张，酱油50g，料酒50g，味精0.25g，花椒15粒。

做法：将五花肉切成长10cm、宽6cm的长条，加入料酒、酱油、花椒(研末)、味精、白糖拌匀后腌30min，再加入炒米粉拌匀待用。再将每张荷叶切成4个12cm左右的小方块共12张，每张荷叶上放一块肉和少许米粉，将其包好，放在盘中上屉蒸烂即成。

功效：为具有特殊风味的一般营养品。适宜于痰湿体质者见体虚脾弱、易为暑湿所伤，而致食欲不振甚或泄泻等症。

7.薏米莲子粥

材料：薏米30g，莲子肉(去皮心)30g，冰糖适量，桂花少许。

做法：先煮薏米，继入莲子肉，粥成后加入冰糖及桂花。

功效：健脾祛湿，清热益气，凡因湿邪久蕴化热，伤及脾胃而引起饮食不佳、大便溏泄、妇女带下过多,甚或湿热上蒸而致心悸、失眠者、皆可食用。

8. 香菇蒸鲤鱼

材料:鲤鱼1条(750g),水发香菇50g,鲜姜100g,冬笋100g,冬瓜皮50g,火腿50g,料酒、盐、味精少许。

做法:将鱼除去鳞、内脏,洗净,冬笋、火腿切薄片,香菇切丁。姜、冬瓜皮切细丝,与冬笋、火腿、香菇一起放入鱼腹中,并加入适当调料。鱼放盘中,将余下火腿、冬笋、香菇围在鱼的四周,加调料,上屉蒸熟食用。

功效:消肿利水。

9. 葵菜羹

材料:羊肉500g,草果5个,良姜6g,羊肚1个,羊肺1个,蘑菇250g,胡椒15g,白面500g,葵菜500g,葱、盐、醋适量。

做法:先将羊肉、草果、良姜熬成汤,再将另炖熟之羊肚、羊肺、蘑菇切细放入汤中,再加胡椒粉及葵菜、葱、盐、醋成羹,另用白面做成面条煮熟,蘸此羹食用。

功效:顺气利尿。

10. 党参白术茯苓鲫鱼汤

材料:鲫鱼1条,党参10g,白术10g,茯苓10g,甘草3g,葱、姜各5g,植物油、料酒、味精和盐适量。

做法:①将党参、白术、茯苓和甘草放入锅中,加1000ml清水,开中火煎煮30min,取汁备用;②锅中再加入1000ml清水,煎煮成汁后去渣留汁,和上一次煎煮的药汁倒在一起备用;③鲫鱼处理干净,葱洗净切段,姜洗净切片备用;④锅中加适量植物油,烧热后放入鲫鱼煎至两面金黄,放入葱段和姜片,加适量料酒调味,倒入煎好的药汁,开文火煮沸;⑤最后加适量味精和盐调味即可。

功效:现代医学研究表明茯苓具有增强机体免疫功能、抗肿瘤、保护肝脏、降血糖的作用,经常吃些茯苓药膳可以帮助已经出现高血糖的痰湿体质者降低血糖。

《医学启源》中指出了白术的功效:"除湿益燥,和中益气,温中,去脾胃中湿,除胃热,强脾胃,进饮食,止渴,安胎",和党参、甘草一起做成药膳可以改善食少胀满、脾胃虚弱的症状。这款汤可健脾益胃、燥湿利水。

11. 茯苓鸡肉馄饨

材料:茯苓粉50g,鸡肉500g,姜10g,胡椒粉和盐适量。

做法:①将面粉和茯苓粉放入盆中,加适量清水揉成面团备用;②鸡肉洗净剁成末,姜洗净剁成末备用;③准备一个干净的大碗,放入鸡肉末和姜末,加适量胡椒粉和盐调味,搅拌均匀备用;④将面团揉匀,擀成面皮,切成馄饨皮备用;⑤将准备好的鸡肉馅包入馄饨皮中,煮熟即可。

功效:茯苓被称为"四时神药",是利水渗湿、益脾和胃、宁心安神的药食两用的佳品,《本草正》中指出茯苓可:"利窍去湿,利窍则开心益智,导浊生津;去湿则逐水燥脾,补中健胃;祛惊痫,厚肠藏,治痰之本,助药之降"。鸡肉是老百姓滋补身体的优质食材,经常吃些鸡肉可以补脾益气,增强脾脏功能。这款馄饨特别适合痰湿困脾者食用。

12. 莱菔子粥

材料：萝卜籽15g，粳米50g。

做法：①将萝卜籽放入锅中炒至香熟，盛出研成细末备用；②粳米洗净备用；③锅中加适量清水，倒入粳米和萝卜籽末，武火煮沸后改文火熬煮成粥即可。

功效：萝卜在古代叫作"莱菔"，莱菔子就是萝卜籽，性平味辛、甘，归肺、脾、肾经，具有消食除胀、降气化痰的作用。这款粥可消食行气、化痰平喘。

13. 海蜇炒银芽

材料：海蜇皮150g，绿豆芽150g，红辣椒10g，葱、蒜、香菜各5g，植物油、料酒、胡椒粉、醋、味精和盐适量。

做法：①绿豆芽洗净备用；②红辣椒洗净切成丝，葱洗净切成葱花，蒜洗净切末，香菜洗净切段备用；③海蜇皮洗净切成丝，放入开水中焯一下，捞出沥去水分备用；④锅中加适量植物油，烧热后下葱花和蒜末炝锅，香气四溢后放入海蜇丝、绿豆芽和辣椒丝，加适量料酒和盐，猛火翻炒至熟；⑤将香菜段放入锅中，加适量胡椒粉、味精、醋翻炒均匀即可。

功效：海蜇性平味甘、咸，归肝、肾经，《医林纂要》中记载海蜇可"补心益肺，滋阴化痰，去结核，行邪湿，解渴醒酒，止嗽除烦"，是软坚化痰、清热解毒、消肿降压的优质食材，对于高血压、哮喘有着很好的疗效。绿豆芽性凉味甘，中医认为其具有清暑热、通经脉、解诸毒、调五脏、美肌肤、利湿热的功效。这款菜可化痰清热、消肿利湿。

14. 砂仁陈皮鲫鱼汤

材料：鲫鱼1条，砂仁3g，陈皮3g，香菜20g，姜10g，植物油和盐适量。

做法：①香菜洗净切末，姜洗净切片备用；②鲫鱼处理干净备用；③锅中加适量植物油，烧热后放入鲫鱼煎至两面金黄，倒入适量开水，武火煮至汤汁呈奶白色；④将砂仁、陈皮、香菜末和姜片放入锅中，加适量盐调味，继续煮3min即可。

功效：鲫鱼肉质细嫩，味道鲜美，是除湿利水、和中补虚、温胃进食的食疗佳品，对于已经患心血管疾病的痰湿体质者更是福音，能够为这类患者提供优质的蛋白质。砂仁可化湿醒脾，为醒脾调胃要药。这款汤可健脾养胃、祛湿，适合痰湿体质者食用。

15. 木瓜羊肉粥

材料：木瓜100g，羊肉100g，粳米100g，豌豆50g，草豆蔻2g，胡椒粉和盐适量。

做法：①草豆蔻洗净，豌豆洗净，粳米洗净备用；②羊肉洗净后切成小块，木瓜去皮去瓤后用榨汁机榨成汁备用；③锅中加适量清水，将全部食材放入，武火煮沸后改文火熬煮至熟烂；④最后加适量胡椒粉和盐调味即可。

功效：木瓜位列岭南四大名果之一，有"百益之果"、"水果之皇"、"万寿瓜"的美称，性温味酸，具有化湿止痛、消肿活血、和胃平肝、消食祛风的功效。《本草纲目》认为羊肉可"暖中补虚，补中益气，开胃健力，益肾气"，俗话说"冬吃羊肉赛人参，春夏秋食亦强身"，适量吃些羊肉可以助元阳、补精血。此粥可温补脾胃、补肾散寒。

16. 薏仁杏仁粥

材料：杏仁10g，薏苡仁30g，冰糖少许。

做法：①薏苡仁放入温水中浸泡2h，捞出沥去水分备用；②杏仁去皮洗净备用；③锅中加适量清水,放入薏苡仁,武火煮沸后改文火煮至五分熟;④将杏仁放入锅中,继续煮熟后加少许冰糖调味即可。

功效:薏苡仁性微寒,味甘、淡,归脾、胃、肺经,具有健脾祛湿、利水消肿、清热排脓、舒筋除痹的功效。杏仁营养价值很高,富含蛋白质、脂肪、糖类、胡萝卜素、B族维生素、维生素C、维生素P以及钙、磷、铁等营养元素,适量吃些杏仁有益于心脏健康、预防疾病和延缓衰老,李时珍在《本草纲目》中列举了杏仁的三大功效:润肺,清积食,散滞。这款粥可祛湿、化痰、止咳。

17. 枇杷叶粥

材料:枇杷叶15g,粳米100g,冰糖少许。

做法:①枇杷叶洗净,放入纱布袋中备用;②粳米洗净备用;③准备一口砂锅,加适量清水,放入纱布袋,煎成汁后取出纱布袋;④将粳米和冰糖放入砂锅中,再加入适量的清水,文火熬煮成粥即可。

功效:枇杷叶性寒,味苦、辛,归肺、心、胃经,虽然枇杷不适合痰湿体质的朋友食用,枇杷叶却可以帮助痰湿朋友改善体质,《滇南本草》记载枇杷叶可"止咳嗽,消痰定喘,能断痰丝,化顽痰,散吼喘,止气促"。这款粥可清肺化痰、止咳降气。

18. 蒜苗冬瓜

材料:蒜苗100g,冬瓜300g,植物油、水淀粉、味精和盐适量。

制作方法:①冬瓜去皮去瓤,洗净后切成片备用;②蒜苗洗净切成段备用;③锅中加适量植物油,烧热后放入蒜苗段翻炒几下;④将冬瓜片放入锅中,翻炒至熟;⑤加适量盐调味,用水淀粉勾芡后再加适量味精,翻炒均匀即可出锅。

功效:蒜苗营养丰富,气味辛香,所含的辣素具有醒脾气、消积食的作用,适量吃点蒜苗对于心脑血管有一定的保护作用,可预防血栓的形成。冬瓜是餐桌上的常客,食用冬瓜可以起到清热解毒、利水消痰、除烦止渴、祛湿解暑的作用,由于低脂肪、低热量,痰湿体质的朋友食用,冬瓜还可以减轻体重、预防高血压。这款菜可化痰利肺、减肥轻身。

19. 白术陈皮茶

材料:白术30g,陈皮10g。

制作方法:①锅中加适量清水,放入白术和陈皮,开中火煎煮30min;②将煎好的茶水去渣留汁即可。

功效:陈皮可燥湿化痰、健脾行气、理气降逆,对于脾胃气滞湿阻、咳嗽痰多有着很好的疗效,《日用本草》中记载陈皮"能散能泻,能温能补,能消膈气,化痰涎,和脾止嗽"。白术归脾、胃经,具有健脾补气、消痰养胃、利水燥湿的功效。这款茶尤其适合脾胃气滞、痰湿壅肺的朋友饮用。

20. 竹笋西瓜皮鲤鱼汤

材料:鲤鱼1条,鲜竹笋500g,西瓜皮500g,眉豆60g,红枣10g,姜5g,植物油、料酒、味精和盐适量。

做法:①竹笋剥去外皮,洗净后切片备用;②将西瓜皮的外皮削去切成块,眉豆洗净,姜洗净切片,红枣洗净去核备用;③鲤鱼处理干净,划出花刀备用;④锅中加适量植物油,烧热后放入鲤鱼煎黄,加适量开水和料酒,然后把笋片、西瓜皮块、红枣、眉豆、姜片一起放入锅中,武火煮沸后改文火继续煮2h;⑤最后加适量味精和盐调味,继续煮5min即可。

功效:鲤鱼性平味甘,归脾、肾、肺经,是补脾健胃、止嗽下气、利水消肿、清热解毒的食疗佳品,所含的脂肪多为不饱和脂肪酸,具有防治动脉硬化、冠心病的作用。西瓜皮在中医中叫作翠衣,是利湿开胃、清热解暑、生津止渴的良药。眉豆则具有化湿消暑、健脾益气的作用。这款汤可健脾利水、祛湿轻身。

21. 萝卜豆腐汤

材料:萝卜400g,豆腐200g,葱、姜和香菜各5g,植物油、胡椒粉、味精和盐适量。

做法:①豆腐切成条,萝卜洗净切成丝备用;②葱洗净切成葱花,姜洗净切末,香菜洗净切段备用;③锅中加适量清水,煮沸后倒入萝卜丝焯一下,捞出放入冷水中过凉,沥去水分备用;④锅中加适量植物油,烧热后放入葱花和姜末炝锅,香气四溢后加适量清水,放入萝卜丝和豆腐条,武火煮沸;⑤加适量味精和盐调味,改文火继续煮5min;⑥将汤盛出碗中,撒上胡椒粉和香菜段即可。

功效:"萝卜一味,气杀太医"的说法充分表明了萝卜的食疗价值,中医认为经常吃些萝卜可以起到健胃消食、化痰止咳、清热解毒、利湿散瘀、生津止渴的作用,萝卜还是稳定血压、软化血管、降低血脂的优质食材。豆腐具有补中益气、清热润燥、生津止渴、清洁肠胃的功效,它不含胆固醇,是高血压、高血脂、高胆固醇症以及动脉硬化、冠心病患者的药膳佳肴。这款汤可健脾化痰、润燥减肥。

22. 菖蒲薏仁粥

材料:菖蒲15g,薏苡仁50g,粳米50g,冰糖少许。

做法:①薏苡仁放入温水中浸泡2h,洗净捞出备用;②粳米洗净备用;③将菖蒲放入纱布袋中备用;④锅中加适量清水,倒入粳米和薏苡仁,放入菖蒲,武火煮沸后改文火熬煮成粥,最后加少许冰糖调味即可。

功效:薏苡仁是常用的利水渗湿药,可以起到健脾祛湿、利水消肿、清热排脓、舒筋除痹的作用,帮助痰湿体质的朋友减肥去脂、预防心血管疾病的发生。菖蒲性温味辛苦,具有辟秽开窍、宣气逐痰、健胃解毒的功效。这款粥可去燥祛湿、化痰理气,有助于痰湿体质的朋友改善痰多、头晕、胸闷等不适症状。

23. 山药冬瓜

材料:山药50g,冬瓜100g,植物油、味精和盐适量。

做法:①山药去皮洗净切成片,冬瓜去皮去瓤洗净后切成片备用;②锅中加适量植物油,烧热后倒入山药片翻炒1min,盛出备用;③砂锅中加适量清水,武火煮沸后放入山药和冬瓜,改文火煮1.5h;④最后加适量味精和盐调味即可。

功效:山药是健脾益气、补肾固精、养阴补肺、延年益寿的食疗佳品。冬瓜具有利水消痰、除烦止渴、祛湿解暑的功效,李时珍认为冬瓜"令人好颜色,益气不饥,久服轻身耐老"。这款菜清香怡人,可健脾、利湿、益气。

24. 萝卜排骨汤

材料:猪排骨250g,白萝卜500g,葱10g,盐适量。

做法:①猪排骨剁成块,洗净备用;②萝卜洗净切成片,葱洗净切段备用;③锅中加适量清水,放入排骨,武火煮沸后改文火煮至骨肉脱离;④将萝卜片和葱段放入锅中,继续煮熟,加适量盐调味即可。

功效:萝卜素有"小人参"的美誉,"萝卜进城,医生关门",是消积滞、化痰清热、下气宽中的优质食材,《本草纲目》称其可"大下气、消谷和中、去邪热气"。这款汤可健胃消食、理气化痰,对于脾失健运的痰湿体质朋友尤其有益。

25. 荷叶清粥

材料:鲜荷叶1张,粳米100g,冰糖少许。

做法:①粳米洗净,鲜荷叶洗净备用;②锅中加适量清水,倒入粳米,武火煮沸;③将鲜荷叶覆盖在粥面上,改文火熬煮20min左右;④取出荷叶,加少许冰糖调味即可。

功效:莲是一种神奇的植物,出淤泥而不染,给我们高尚品质熏陶的同时全身都是宝,莲藕、莲子都是养生的上佳食材,就连荷叶也可以助我们的健康一臂之力,经常吃点荷叶可消暑利湿、健脾散瘀,还可以起到降血压、降血脂的作用,痰湿体质的朋友食用荷叶制成的菜肴还能够减轻体重,并有效控制反弹。这款粥可祛湿消痰、减肥去脂。

26. 赤小豆鲤鱼汤

材料:鲤鱼1条,红豆50g,陈皮10g,葱5g,姜5g,料酒、胡椒粉和盐适量。

做法:①鲤鱼处理干净,红豆洗净备用;②葱洗净切段,姜洗净切片备用;③准备一个大碗,放入所有食材,然后加入适量清水,放入蒸锅中蒸制40min即可。

功效:鲤鱼在中国被寄予了美好的愿望,"年年有余"、"鲤鱼跃龙门"都是代代相传的鲤鱼象征,它还是滋补身体的上好食材,具有健脾胃、利水消肿、止嗽下气的作用。红豆入心、肾、小肠、膀胱经,是消肿、养血、解毒的优质食材。这款汤可化痰消肿、行气养血、健脾补肾。

27. 胡萝卜粥

材料:胡萝卜250g,粳米100g。

做法:①粳米洗净,胡萝卜洗净切成丁备用;②锅中加适量清水,倒入粳米和胡萝卜丁,武火煮沸后改文火熬煮成粥。

功效:胡萝卜性微温,归肺、胃经,是健脾和胃、清热解毒、壮阳补肾、降气止咳、补肝明目的食疗佳品,胡萝卜还具有降血压、降血脂、降血糖的功效,患有高血压、冠心病的痰湿体质朋友可以经常食用。这款粥可健脾养胃,能够帮助痰湿体质的朋友改善脾胃功能。

28. 清炒竹笋

材料:鲜竹笋300g,葱5g,姜5g,植物油、味精和盐适量。

做法:①鲜竹笋剥去外皮,洗净后切成片备用;②葱洗净切成葱花,姜洗净切末备用;③锅中加适量植物油,烧热后下葱花炝锅,然后放入笋片和姜末,加适量盐,一起翻炒至熟;④最后加适量味精,翻炒均匀即可。

功效:古人云:"宁可食无肉,不可居无竹",竹子是中国文人精神的象征,而竹笋则可以帮助我们养身健体,保持苗条的体态,它性微寒味甘,具有清热化痰、健脾和胃、益气养肝的作用。这款菜可化痰清热、下气止咳,常常感到胸闷、气喘、痰多的痰湿体质朋友尤其适合食用。

29. 紫菜萝卜汤

材料:紫菜25g,萝卜250g,陈皮5g,高汤、芝麻油、酱油、味精和盐适量。

做法:①紫菜放入清水中泡软,洗净备用;②萝卜洗净切成丝,陈皮洗净备用;③锅中加适量高汤,放入萝卜丝、紫菜和陈皮,武火煮沸后改文火煮20min;④最后加适量芝麻油、酱油、味精和盐调味即可。

功效:紫菜性寒味甘咸,具有化痰软坚、清热利水、补肾养心的功效,对于高血压、水肿、咳嗽有着很好的食疗效果。萝卜可消食化痰、下气宽中,陈皮具有和胃燥湿、理气化痰的作用。这款汤能够帮助痰湿体质的朋友减肥去脂、补肾化痰。

30. 陈皮牛肉丝

材料:牛肉400g,芹菜15g,陈皮2g,葱10g,姜5g,红尖椒2g,植物油和盐适量。

做法:①陈皮放入水中泡软备用;②牛肉洗净切丝,芹菜洗净切丝,葱、姜洗净后分别切成丝备用;③锅中加适量植物油,烧热后倒入牛肉丝滑炒至八分熟,放入陈皮,继续翻炒几下,盛出备用;④锅中加适量植物油,烧热后放入剩下的食材,翻炒至八分熟;⑤将炒好的牛肉丝倒入锅中,加适量盐,继续翻炒至熟即可。

功效:牛肉营养价值很高,氨基酸组成比猪肉更接近人体需要,经常吃些牛肉可以补益身体,提高机体免疫能力,是化痰息风、滋养脾胃、强健筋骨、补中益气、止渴止涎的食疗佳品。陈皮所含的挥发油可祛痰和扩张支气管的功能。这款菜可健脾化痰、燥湿理气,尤其适合痰湿壅盛、咳嗽痰多、胸腹胀满的朋友食用。

31. 海带紫菜冬瓜汤

材料:冬瓜250g,海带100g,紫菜15g,黄酒、酱油、芝麻油、味精和盐适量。

做法:①冬瓜去皮去瓤切成片,海带洗净切成丝备用;②紫菜放入清水中泡软,捞出沥去水分备用;③锅中加适量清水,放入冬瓜片,武火煮沸改文火继续煮5min;④将海带丝和紫菜放入锅中,继续煮3min,加入黄酒、芝麻油、酱油、味精和盐调味即可。

功效:海带性寒味咸,归肝、胃、肾经,《本草纲目》指出海带可治瘿病(即甲状腺肿)和其他水肿症,是化痰、散结、软坚、利水的佳品,海带所含的多种营养素如甘露醇、昆布氨酸等具有降低血压、降低血液黏稠度的作用,可以有效预防心血管疾病。冬瓜可清热解毒、利水消痰、除烦止渴、祛湿解暑,紫菜可开胃静心、清热除烦。这款汤可祛痰祛湿、减肥轻身。

32. 双鲜烧胡萝卜

材料:胡萝卜150g,西兰花50g,蘑菇50g,植物油、味精和盐适量。

做法:①西兰花洗净,撕成小朵备用;②胡萝卜洗净切成块,蘑菇洗净切成丝备用;③锅中加适量植物油,烧热后放入胡萝卜块和蘑菇丝一起翻炒片刻,加适量清水,开文火煮沸;④将西兰花放入锅中,继续煮10min,加适量味精和盐调味即可。

功效:蘑菇性凉味甘,归胃、大肠经,是益神开胃、化痰理气、补脾益气的优质食材,尤其适合痰核凝聚、食欲不振、精神不佳的朋友食用。西兰花能够提高机体免疫力,预防癌症,所含的类黄酮物质对高血压、心脏病有显著的调节和预防作用,丰富的膳食纤维则能够有效降低肠胃对葡萄糖的吸收,有效控制糖尿病病情。胡萝卜可健脾和胃、清热解毒、壮阳补肾、降气止咳、补肝明目,对于高血压、冠心病、糖尿病有很好的食疗作用。这款菜能够帮助痰湿体质的朋友减轻体重,预防多种心血管疾病。

33. 竹笋粥

材料:鲜竹笋50g,粳米100g。

做法:①粳米洗净,倒入清水中浸泡30min备用;②鲜竹笋剥去外皮,洗净后切成丁备用;③锅中加适量清水,倒入粳米和笋丁,武火煮沸后改文火熬煮成粥即可。

功效:竹笋被誉为"菜中珍品",可清热化痰、益气和胃、治消渴、利水道,由于具有低脂肪、低糖、多纤维的特点,竹笋还是减肥去脂、促进消化的上佳食材,对于高血压、高血脂、高血糖有一定的预防作用,痰湿体质的朋友经常吃些竹笋可以有效预防多种"富贵病"。这款粥可利湿减肥,帮助痰湿体质的朋友减轻腹部胀满的烦恼。

34. 红豆莲子粥

材料:红豆25g,莲子10g,糯米100g。

做法:①红豆、莲子和糯米分别洗净;②锅中加适量清水,放入所以食材,武火煮沸后改文火熬煮成粥。

功效:红豆具有健脾益肾、清心养神、消肿轻身的功效,高纤维、低能量,能够有效降低血脂和血糖,对于患有糖尿病的痰湿体质朋友来说是极好的食材。莲子入心、脾、肾经,具有补脾止泻、益肾涩精、养心安神。这款粥可健脾开胃、消肿补肾。

第六节 痰湿体质的心理调摄

痰湿体质者性格温和,处事稳重,为人谦和,善于忍耐,遇事当保持心境平和,及时消除不良情绪,节制大喜大悲,平时多培养业余爱好。

一、人格心理特征

经相关研究表明,痰湿体质与EPQ人格测试相结合,多见于内向,情绪稳定型,表现为个性温和、稳重,一大特点是"慢性子",做事情慢悠悠,多善于忍耐,与SCL-90中的人际关系心理健康因子存在相关。

二、心理健康调适建议

1. 音乐疗法

痰湿体质个体与阳虚质有些类似,可采用音乐治疗,多听一些激情高亢的音乐,多看一些表现力量、对抗性强的体育比赛,适当改变自己情怀,多参加集体活动,变得稍微活跃一点。

2. 支持性心理治疗

支持性心理治疗利用诸如建议、劝告和鼓励等方式来对有存在不良情绪及一般心理问题的个体进行调理,是一种有广泛适用性的方法。多参加团体活动与人际交往,与家人、朋友进行倾诉,感受周围的温暖,寻求到心理支持,改善不良情绪及心理压力。

第七节　痰湿体质的起居调摄

　　痰湿体质者不宜居住在潮湿的环境里,在阴雨季节要注意避免湿邪的侵袭。平时应少睡多动,忌食后即卧,孙思邈在《千金要方·道林养性》中强调:"饱食即卧,乃生百病出处",此为养身之道。这类体质的人平时还应定期检查血糖、血脂、血压;嗜睡者应逐渐减少睡眠时间,天气好时应多进行户外活动,享受日光浴以舒展阳气,通达气机,减少体内热量蓄积;洗澡应洗热水澡,程度以全身皮肤微微发红、通身汗出为宜;穿衣尽量保持宽松,面料以棉、麻、丝等透气散湿的天然纤维为主,这样有利于汗液蒸发,祛除体内湿气。

第八节　运动指导

　　痰湿体质者多形体肥壮,身重易倦,所以最好能长时间坚持体育锻炼,如爬楼梯、散步、慢跑、球类、游泳以及各种舞蹈,均可挑选。活动量应逐步增强,应做较长时间的有氧运动,运动时间应在下午阳气极盛的时候,使湿浊得以温化。

　　爬楼梯是近年来发展很快的一项有氧健身运动。美国的爬楼梯运动出现于1968年,当时健康学权威肯尼斯·库珀注意到爬楼梯的好处而加以倡导,他认为爬楼梯是有氧运动,有利于锻炼人体的肌肉和全身耐力。爬楼梯运动的强度介于步行与跑步之间。如果跑上楼梯,比步行上楼消耗更多的热量,有利于达到减肥健身的效果,且能增强内脏功能。爬楼梯运动的优点有：爬楼梯时身体势必需要略向前俯,保持下肢关节的灵活性;爬楼梯时呼吸频率和脉搏次数会加快,这对增强人体的呼吸,加强心脏、血管系统的机能皆有极好的促进作用。

　　爬楼梯是一种比较激烈的有氧运动形式,应具备较好的健康状态,并具有一定的训练基础。运动前先计算要爬的梯段共有多少层,多少台阶,做到心中有数;然后根据自己的体力确定运动量,选择适合的锻炼方式,如可在楼梯上进行走、跑、跳等健身练习。

　　爬楼梯的要点是:运动时精力要集中,眼睛始终注视前方,抬脚要利落到位,落脚要稳定、准确和缓慢。

1. 自由爬

　　以适中强度进行爬楼梯,以不感紧张吃力为度。为保护膝关节,可以在下楼时采用倒走的形式,但最好扶着扶手,以保证安全。

2. 爬楼梯力量练习

　　为进一步加强腿部力量,可以采用两梯或三梯一上的方法,也可以采用跳跃上楼梯的方法,但这只适合有良好锻炼基础的人。

3. 跑楼梯

　　如果健康状况良好,或有较好的锻炼基础,体力达到能连续进行6~7min爬楼梯时,可进行跑楼梯锻炼,或走跑交替进行。

第七章　血瘀体质

第一节　血瘀体质的辨识

　　血瘀体质判定表共包括7个条目：①您的皮肤在不知不觉中会出现青紫瘀斑（皮下出血）吗？②您两颧部有细微红丝吗？③您身体上有哪里疼痛吗？④您面色晦暗或容易出现黄褐斑吗？⑤您容易有黑眼圈吗？⑥您容易健忘吗？⑦您口唇颜色偏黯吗？每个条目均采用没有、很少、有时、经常、总是5段评分法，相应计分为1、2、3、4、5分。然后计算原始总分，根据总分计算转化分，转化分≥40分，即可判定为血瘀体质。

　　原始分数＝各个条目分值相加，转化分＝[（原始分−条目数）/（条目数×4）]×100。

　　血瘀体质的发生率约为7.95%。

第二节　血瘀体质的定义及成因

一、定义

　　血瘀体质是指人体脏腑功能失调时，容易出现体内血液运行不畅或体内出血不能消散而成瘀血内阻的体质。以血瘀表现为主要特征的体质状态。

二、成因

1.家族遗传性

日本学者从临床及实验证实了遗传因素是瘀血体质形成的基础。

2.气郁可发展成血瘀

长期的忧郁、烦闷，不但会诱发气郁体质，而且会逐步形成血瘀体质。因为气和血的关系是并行并立的，气行则血行，气滞则血瘀。

3.气虚可形成血瘀

由于妇女以血为根本，经、胎、产、乳等生理过程均要耗伤气血，所以常常会导致气虚无力，运动阻滞或气血阻滞，从而形成血瘀体质，大病或久病之后也容易形成血瘀体质，所以女性和久病体弱者应多注意是否转化为血瘀体质。

4.寒气侵袭

气候骤冷,长久居住于冰寒地区,寒邪容易侵袭人体,会导致血液凝滞,即寒凝血瘀。

第三节 血瘀体质的特征

血瘀体质和痰湿体质一样,是现代生活方式下最常见的体质类型。血瘀体质发病是由于各种病因引起脏腑功能失调,体内血液运行不通畅或者内出血不能消散最后成瘀血,瘀血形成之后反过来会影响血管肺脏以及经络的功能。血瘀,顾名思义就是血液运行不畅。血瘀是一个比较大的概念,临床上可体现在很多种疾病上。一般来说,只要离开经脉之血若不能及时消散,瘀滞于某处导致血流不畅或者运行受阻,最终瘀积于经脉或器官处呈现凝滞的状态,都可以称之为血瘀。

一、形体特征

体形偏瘦。

二、常见表现

1.面色灰暗,皮肤偏暗,容易出现瘀斑。

2.眼眶暗黑,嘴唇暗淡有的甚至发紫,鼻部黯滞,头发干燥容易脱发,皮肤发干且粗糙,有瘙痒感。

3.手指甲、脚指甲增硬变厚,具有较轻症状的人指甲面凹凸不平,有白色条形状或者斑点状花纹。

三、舌脉特点

舌体偏紫暗或伴有长期不消的瘀点或片状瘀斑,舌下静脉曲张严重,脉象表现为细涩或结代。

四、对外界环境的适应力

具有血瘀体质的不耐受寒热,易感风邪。

五、发病趋向

1.血瘀体质者身体容易出现各种疼痛,疼痛部位固定,以刺痛感为主要表现的疾病。

2.血瘀体质者容易出现各种出血性疾病,如牙龈出血等。

3.血瘀体质者脸部多数有暗斑,很难消除且很容易形成色素沉着。

4.血瘀体质者大多数性格抑郁,心情烦躁,容易发怒且长期睡眠质量不好,所以容易引起抑郁症、癫狂症和肿瘤等疾病。

六、心理特征

血瘀体质者性格内向,心烦易怒,记忆力下降,健忘。血瘀体质对人的美容、健康、寿命的影响较大,要引起高度的重视。

第四节 血瘀体质的中医调理

一、针刺法

1.取足厥阴肝经穴如血海、膈俞、合谷、太冲、肝俞等穴进行针刺,进针得气后,用提插或捻转泻法,行强刺激手法。

足厥阴肝经主治肝、胆、脾、胃病,妇科病,少腹、前阴病,以及经脉循行经过部位的其他病症。肝主疏泄,肝气郁结,气停则血瘀,所以通过针刺肝经以达到活血化瘀的目的。

2.泻太冲、血海、膈俞、肝俞。

太冲——足厥阴肝经原穴,调控着该经的总体气血,肝的疏泄(疏泄指肝具有疏通、调畅全身气机)功能失常,大多因为心情抑郁,导致伤肝,泻法针刺肝经原穴,能起到很好的疏肝解郁作用。

血海——归属足太阴脾经,是治疗月经不调、痛经、闭经的重要穴位,是生血和活血化瘀的要穴。

膈俞——归属足太阳膀胱经,是八脉交会穴之血会,能理气宽胸、活血化瘀。

肝俞——归属足太阳膀胱经,是肝之背俞穴,能治疗一切肝胆病,有很好地畅通气机瘀滞的功效。

二、按摩

1.按神门穴

神门穴,归属于手少阴心经。神门穴专治心病,出现心脏早搏、房颤时,赶紧按摩神门穴,可及时缓解症状。此穴可补益心经元气,濡养心脏。心安万事安,心脏的元气充足,各种心系统的疾病及由此导致的精神方面疾病都会得到改善。按揉双侧神门穴,每次3min,每天3次。

2.按内关穴

内关穴,归属于手厥阴心包经。内关可宁心安神、宽胸理气、调补阴阳气血、疏通经脉,是防治心脑血管疾病的特效穴。经常按揉内关可使瘀阻的血管疏通。按揉时用拇指指腹,两侧都要按,按下去要有酸胀或痛的感觉才行。每次要一按一放,按下去持续半分钟,然后松开,再重复。每次最少3min,每天次数不限。

3.按天泉穴

天泉穴归属于手厥阴心包经。此穴专治由于心血瘀阻而致的胸闷、气短、胸痛,心跳加快,或闷,可用手指用力按压天泉穴3~5s,停1~2s后再继续按压,连续按2~3min,对心跳过速、胸口疼痛、心神不宁效果非常好。

4.按曲池穴

曲池穴归属于手阳明大肠经。气血特征:气血物质为地之上部天之下部的水湿雾露,性温热,气血场范围巨大。因此曲池穴有良好的活血止痛、扶正祛邪的作用。操作方法:用拇指或食指揉按穴位,或点压穴位3~5min。

5.按合谷穴

合谷穴归属于手阳明大肠经,即虎口,合谷穴有宣通气血、行气活络的功效,能够治疗血瘀引起的各种疼痛、色斑。操作方法:用拇指朝小指方向用力按压,而并非垂直手背的直上直下按压3~5min。孕妇不要按摩合谷穴。

6.如果面部色斑较多,加肺俞和面部色斑密集区域,以酸胀为度,每穴持续3~5min,每天2~3次。

三、拔罐

患者取俯卧位,露出背部,术者站在患者一侧,先在背部沿膀胱经进行走罐,走至皮肤发红、微有出血点为度,然后沿背俞穴从上到下拔罐,留罐5min。最后在膈俞、肝俞穴上用刺血拔罐疗法,隔日1次,10次为1疗程。

四、刮痧

患者取俯卧位,术者站在患者一侧,手持刮痧板,刮痧板最好选用水牛角或桃木的,沿着背部脊柱两侧膀胱经,从上到下、从轻到重进行刮痧,刮至微有出血点为度。如果面部色斑较多,也可在面部刮痧,按由内向外、由上向下进行轻刮,刮至皮肤微微发红为宜(如图7-1)。

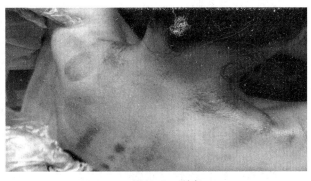

图7-1 刮痧

五、刺络放血疗法

以针刺放血拔罐或三棱针点刺放血为主。穴位常规消毒后,用押手提捏穴旁皮肤,刺手持三棱针点刺穴位处或用皮肤针扣刺出血,然后用闪火法将罐吸拔于点刺的部位。起罐后,用酒精棉球消毒,并嘱患者注意保持针刺局部清洁,以防感染,24h内不要淋浴。三棱针点刺放血适用于局部有瘀血的病人,多在四肢静脉血管处进行点刺。患者取适宜的体位,局部消毒后,用三棱针在静脉血管上点刺,出血时不按压,至血流自行停止为度,刺后注意消毒及保持局部清洁。

六、中药调理

中医认为:"有诸于内,必行诸于外",只有身心健康、机体功能正常,才会皮肤红润、精神焕发,表现出外形之美。血瘀体质的人一般都面色晦暗,皮肤干燥,所以首先应该用行气活血药疏通气血,达到疏通气血的目的,当归、红花、枳壳、桃仁、参三七、银杏叶等行气、活血药,有助于改善气滞血瘀体质的症状;血瘀体质的人如存在情绪抑郁状况时,应该以心理开导为主,疏肝理气解郁药物为辅,如柴胡、郁金、青皮,中成药逍遥丸等均有较好的解郁作用,柴胡疏肝散方剂具有很好理气、活血化瘀的作用。

血瘀体质的调理代表方剂有:

1.四物汤:出自《仙授理伤续断秘方》。原书主治:"伤重,肠内有瘀血者。"

组成:当归9g、川芎6g、白芍9g、熟地12g。

用法:水煎服。

功用:补血调血。

主治:气血两虚证。

方解:以甘温之熟地,入肝、肾经,长于滋养阴血,补肾填精,为补血要药,故为君药。当归甘辛温,为补血良药,兼具活血作用,且为养血调经要药,用为臣药。佐以白芍养血益阴;川芎活血行气。四药配伍,共奏补血调血之功。汉方汤剂中的四物汤就被称为"妇科养血第一方"。

2.桃红四物汤:出自《医垒元戎》,录自《玉机微义》,原名"加味四物汤"。

组成:桃仁9g、红花6g、当归9g、川芎6g、白芍9g、熟地12g。

用法:水煎服。

功用:养血活血。

主治:血虚兼血瘀证。

3.血府逐瘀汤:出自《医林改错》,原书主治:"头痛,胸痛,胸不任物,胸任重物,天亮出汗,食自胸右下,心里热,瞀闷,急躁,夜睡梦多,呃逆,饮水即呛。不眠,小儿夜啼,心跳心忙,夜不安,俗言肝气病,干呕,晚发一阵热。"

组成:桃仁12g、红花9g、当归9g、川芎4.5g、赤芍9g、生地12g、牛膝9g、桔梗4.5g、柴胡3g、甘草6g。

用法:水煎服。

功用:活血化瘀,行气止痛。

主治:胸中血瘀证。

方解:方中桃仁破血行滞而润燥,红花活血祛瘀以止痛,共为君药。赤芍、川芎助君药活血祛瘀;牛膝活血通经,祛瘀止痛,引血下行,共为臣药。生地、当归养血益阴,清热活血;桔梗、枳壳,一升一降,宽胸行气;柴胡疏肝解郁,升达清阳,均为佐药。桔梗并能载药上行,兼有使药之用;甘草调和诸药,亦为使药。

第五节　血瘀体质的饮食指导

饮食调理作为常用疗法之一,在日常生活和临床应用中逐渐体现出明显的优势。饮食习惯会直接影响到人体体质的形成,最终体现在身体健康状态上。祖国医术《素问·六节脏象论》中表述到:"天食人以五气,地食人以五味……味有所藏,以养五气,气和而生,津液乃成,神乃自生。"说明五味调和,可以滋养五脏;相反的如果长期的五味偏嗜最终会导致体质的改变。食物具有"四性五味",不仅可以滋补机体,补益脏腑,如果选用得当的话还可以调和气血、平衡阴阳,使机体体现出健康生长状态。选用不得当会导致体质偏颇,甚至引发病患。

血瘀体质是指人体内血液运行不畅或者有瘀血内阻现象,并体现出一系列明显的体内外象征的体质状态。表现为肤色灰暗,舌质紫黯、有瘀斑等。血瘀体质的人在本草养生方面,五谷首选燕麦,由于燕麦性味甘平,有健脾补虚、益气、止寒、养胃润肠之功;五果选山楂,长于化饮食、健脾胃、行气消瘀;五蔬为藕,甘平,生食生津、化痰、止渴除烦、开胃消食、熟食补虚,生血、解郁;海产选海藻,软坚、消痰、利水;草药选玫瑰花,玫瑰花微苦、性温,味道清香优雅,具有活血止痛、行气解郁之功。对于常常脸色发黯、长斑、月经失调、痛经等的人非常适宜,长期泡茶饮用,可以起到很好的美容效果。

常用食疗方:

1.山楂鸡内金粥

材料:山楂片15g,莲子30g,粳米50g,鸡内金1个。

做法:山楂片放锅内小火炒至焦黄备用;鸡内金用温水洗净,烘干研成细末备用;莲子、粳米淘干净,与焦山楂、鸡内金末共入砂锅中,小火煮粥30min即可。

功效:健胃消食,行气散结,活血化瘀。

2.乌贼桃仁汤

材料:鲜乌贼肉250g,桃仁15g,韭菜花10g,料酒、白糖、盐各适量。

做法:乌贼肉冲洗干净,切条备用;桃仁洗净,去皮,备用;锅内倒清水1000ml,先入桃仁中火煮沸,然后入乌贼肉,加料酒、盐、白糖调味,出锅前2min加入韭菜花即可。

功效:养血调经。

3.黑豆川芎粥

材料:川芎10g,黑豆25g,糯米50g。

做法:用纱布包裹川芎,和黑豆、糯米一起放入锅内,加水煮粥30min,去川芎,加适量红糖,分次温服。

功效:活血化瘀,行气止痛。

4.当归田七乌鸡汤

原料:乌鸡1只,当归15g、田七5g、生姜15g。

做法:当归、田七浸泡洗净,乌鸡洗净切块,生姜切片,一起放入砂锅内,加水适量,文火炖1h,鸡肉烂熟即可食用。

功效:养血活血。

5. 黑豆红花煎

材料:黑豆30g,红花6g,红糖60g。

做法:将黑豆、红花煮至豆熟后去渣取汁,冲红糖饮服,每日2次。

功效:活血通经。

6. 三七藕蛋羹

材料:鲜藕汁400g,三七粉5g,生鸡蛋1个,油盐适量。

做法:将鲜藕汁加水适量煮沸,三七粉与生鸡蛋调匀入沸汤中,加少量油盐即成。

功效:止血活血,凉血化瘀。

7. 玫瑰豆腐

材料:鲜玫瑰花1朵,豆腐2块,鸡蛋1枚,面粉、白糖、淀粉、青丝各适量。

做法:玫瑰花择洗干净,切成丝,放在盘内;豆腐切成小块;鸡蛋打入碗内,加上湿淀粉、面粉,搅成鸡蛋糊;炒勺洗净,把豆腐块沾上干淀粉,再挂上蛋糊,下油锅炸至金黄色,捞出,沥去油;炒勺内放少许清水,下入白糖搅炒,使其溶化起大泡,放入炸好的豆腐块翻炒几下,放入鲜玫瑰丝及青丝,见糖发白时盛入盘内,再撒上白糖即成。

功效:益气和胃,和血散瘀。

8. 菊花酒

材料:菊花1500g,白酒2500ml,白糖250g。

做法:将菊花洗净,晒干,浸入盛有白酒的坛内,加入白糖,密封15d左右即成。每次饮25~30ml,每日1次。

功效:此酒具有活血通络,延年益寿的功效,适用于中老年人饮用。

9. 牡丹花爆鸡条

材料:牡丹花1朵,生鸡脯肉200g,香菜50g,姜、葱、蒜各适量。

做法:将牡丹花洗净切成粗条;鸡脯肉去掉老皮和筋,用刀切成条,放在碗内,加入精盐、味精、料酒、鸡蛋清、湿淀粉,调匀上浆;香菜、葱、姜、蒜分别切成丝;另用一碗将精盐、味精、料酒、醋、胡椒粉、鸡汤、湿淀粉兑成芡汁;炒勺烧热,放入生油,烧至四成熟时,倒入鸡条用筷子拨散滑透,倒入漏勺内控出油;炒勺留少许油,将葱、姜炒出香味,倒入鸡条、香菜和兑好的芡汁,翻炒几下,盛入盘内,撒上牡丹花即成。

功效:此菜具有活血行经,益精补虚的功效。

10. 冰糖玫瑰

材料:玫瑰花50g,冰糖适量。

做法:玫瑰花洗净晾干,放入碗内,加入冰糖和适量的水,放入笼内,用碟子盖好碗蒸15min,出笼即成。

功效:本食品甘甜清香,具有理气解郁、和血散瘀的功效。

总之,根据瘀血体质的特点,平时应多吃一些既能活血祛瘀,又能养颜润肤的食物,特别是爱美的女性朋友更应该注意。如核桃仁,核桃仁自古认为是美容佳品,"食之令人肥健,润肌,黑须发,血脉通润",常食核桃仁能大大改善血瘀体质,服用方法:每日清晨慢嚼食3个核桃仁,2~3个月即可见效。还有黑豆、黄豆、香菇、茄子、油菜、杞果、番木瓜、海藻、海带、紫菜、萝卜、金橘、橙、柚、桃、李、山楂、醋、玫瑰花、绿茶、红糖、黄酒、葡萄酒等。

第六节　血瘀体质的心理调摄

血瘀体质在精神调养上,要培养乐观的情绪,应保持心情愉快、乐观,及时消除不良情绪,精神愉快则气血和畅,营卫流通,有利于血瘀体质的改善。反之,苦闷、忧郁则可加重血瘀倾向。平时可多听一些抒情柔缓的音乐来调节情绪。

一、人格心理特征

血瘀体质相关研究与EPQ人格测试相结合,多见于内向,不稳定型,基于血液运行不畅的潜在倾向或瘀血内阻的病理基础,表现为易心烦、急躁,或忧郁、苦闷、多疑,与SCL-90中的恐怖心理健康因子存在相关。

二、心理健康调适建议

1.行为疗法

行为治疗是以减轻或改善患者的症状或不良行为为目标的一类心理治疗技术的总称,常见行为技术:①活动安排,包括自我检查,活动安排逐步增加,运用正强化原理,给予奖赏,强化激发积极情绪活动;②社会技能的改善包括自信心训练,人际间行为表露的方式、沟通训练、角色扮演、行为演练和自我强化;③焦虑处置包括放松训练、冥想、系统脱敏、满灌疗法和应激处置。

通过上述技术,可以达到以下目的:①增加病人与环境的相互作用(愉快性事件);②减少不愉快性事件的发生;③改善应对技巧(如社交技巧训练和焦虑处置);④改善急躁、紧张等不良情绪。

2.合理情绪疗法

合理情绪疗法强调改变认知,从而产生情感与行为的改变。通过改变歪曲认知和不合理信念,就可能进行有效的认知重建,继而达到改善情绪、完善人格的问题。

常见的不合理信念有:①绝对化的要求,是指个体以自己的意愿为出发点,认为某一件事物必定会发生或不会发生的信念,这种特征通常是与"必须"和"应该"这类词联系在一起;②过分概括化,是一种以偏概全的不合理的思维方式,就好像是以一本书的封面来判定它的好坏一样;③糟糕至极,是一种把事物的可能后果想象、推论到非常可怕、非常糟糕,甚至是灾难性结果的非理性信念。

让个体完成家庭作业:①把不合理的信念换成更客观或更积极的想法;②想象观念改变后,在一些场景中的情绪感受,并和过去的体验对比进一步摆脱非理性观念,用理性的观念和思维方式认识问题,用所学到的知识应对生活困扰,达到消除不良情绪的目的。

第七节 血瘀体质的起居调摄

血瘀体质者起居作息要有规律,不要熬夜,保证良好的睡眠,看电视时间不要太久,注意动静结合,不可贪图安逸,以免加重气血瘀滞;血瘀体质者具有血行不畅的潜在倾向,血得温则行,得寒则凝,所以居室环境要温暖舒适,要避免寒冷刺激,夏季不可贪凉饮冷,冬季谨防寒邪,注意保暖;气滞血瘀体质除衣被保暖外,在寒冷环境的时间不宜过久。冬季室温应不低于20℃。夏季使用空调降温,室温也不宜过低,一般宜保持在25℃~26℃左右。每天用热水泡浴,有利于改善全身气血运行,如能定期进行药浴、按摩,则效果更好。

第八节 运动指导

血气贵在流通,通过运动可使全身经络气血通畅,五脏六腑调和。应选择一些有益于促进气血运行的运动项目,坚持经常性锻炼,促进气血运行,如保健功、按摩、太极拳、五禽戏、散步、慢跑、乒乓球及各种舞蹈等。瘀血质的人心血管机能较弱,不宜做大强度、大负荷的运动锻炼,应采取中小负荷多次的锻炼,总以全身各部都能活动,以助气血运行为原则。

中医认为"气为血之帅",而气运行的动力来自呼吸,健身气功又非常注重对呼吸的练习,因此气郁质者要改善血瘀的体质状况。

健身气功之一的六字诀中,"呬字诀"与肺对应。口吐"呬"字时,可以呼出肺里的浊气,调理肺脏功能。而通过展肩扩胸、藏头缩项的锻炼,可以吸入大量的自然清气,使之布满胸腔,同时小腹内收,使丹田之气也上升到胸中。两股气流在胸中会合交换,可以起到锻炼肺部呼吸功能、促进气血在肺内充分融合的作用。

太极拳属于内家拳,是一项可以修炼精、气、神的运动,注重以意导体、以体导气。练习太极拳时,通过身体的伸缩旋转运动和内气在身体各个部位的畅流,很大程度上能激活遍布全身的毛细血管,促进微血管的自律运动,加速微循环。经常练习太极拳,可以活动全身各部位,从而使气血运行流畅。

一直以来,舞蹈都更多地被当作是一种休闲娱乐的方式,但很多人不知道,舞蹈其实能活动全身关节、疏通经络、调和气血,是一项很适合血瘀体质人群进行的锻炼方式。血瘀质者经常跳舞,不仅能消除气血瘀滞的现象,还能宣泄不快,修养身心。舞蹈的种类有很多,不常运动的血瘀质者可以选择难度较小的扇子舞、交谊舞等,每次跳舞的时间控制在1~2h为佳。

血流不畅则是血瘀质者健康的"拦路石",而快步走是一项非常适合血瘀质者的运动方式。快步走时,不仅要求锻炼者步子要迈大,同时速度也要加快。最开始锻炼时,一般要在12min内走完1km,而随着时间的推移,步行速度也要有所提高。血瘀质者每天要快步走45min到1个小时,长期坚持能激活和优化心肺功能,起到活血化瘀、畅通血脉的功效。

第八章 湿热体质

第一节 湿热体质的辨识

湿即通常所说的水湿,它有外湿和内湿的区分。外湿是由于居住地气候潮湿或淋雨涉水,再者就是居室潮湿,使外来水湿入侵人体而引起;内湿是一种病理产物,一般与消化功能相关。中医认为脾有"运化水湿"的功能,如果体虚暴饮暴食或消化不良,进食过多油腻肥辛、过甜食物,则脾就不能正常运化而使"水湿内停";而且脾虚的人也容易导致外湿的入侵,外湿也常常困阻脾胃而使湿从内生,所以二者是既独立又关联的。所谓热,则是一种热象。而湿热中的热与湿是并存的,或因夏秋季节天热湿重,湿与热合并入侵人体,或因湿久留不除而化热,或因"阳热体质"而使湿"从阳化热",因此,湿与热同时存在是很常见的。

湿热体质亚量表共包括7个条目:①您面部或鼻部有油腻感或油亮发光吗? ②您易生痤疮或疮疖吗? ③您感到口苦或嘴里有异味吗? ④您大便黏滞不爽、有解不尽的感觉吗? ⑤您小便时尿道有发热感、尿色深吗? ⑥您白带颜色发黄吗?(限女性回答)⑦您的阴囊部位潮湿吗?(限男性回答)每个条目均采用没有、很少、有时、经常、总是5段评分法,相应计分为1、2、3、4、5分。然后计算原始总分,根据总分计算转化分,转化分≥40分,即可判定为湿热体质。

原始分数=各个条目分值相加,转化分=[(原始分−条目数)/(条目数×4)]×100。

湿热体质的发生率约为9.88%。

第二节 湿热体质的定义及成因

一、定义

湿热体质是以湿热内蕴为主要特征的体质状态。湿热体质和痰湿体质有类似的地方,都具有体内水液,津液代谢不畅,皮肤出油,多汗,易生痤疮。但不同的是痰和湿均为阴邪,重浊黏滞,湿热多了一种阳热亢盛的现象。

二、成因

1.先天因素:父母遗传。

2.后天因素:湿热体质的人多因长期饮酒,抽烟,过食辛辣、油炸食物等湿热食物有关;或因长期情绪压抑,气机不畅,聚湿生痰,气郁痰结,郁而化火,形成湿热体质;长期在湿热环境工作生活,也容易形成湿热体质。

第三节　湿热体质的特征

一、形体特征

形体偏胖。

二、常见表现

1.湿热体质的人表现为脸部总是油光发亮,面色发黄发暗,头发易油腻,头皮屑较多,面部还容易生粉刺、暗疮、疮疖,口气很重,一开口说话就能闻到异味,自己常感到口干口苦,尤以晨起为甚。

2.眼睛红赤,分泌物很多。

3.小便短赤,大便燥结或黏滞不爽。

4.女性表现为带下量多色黄,外阴瘙痒,男性阴囊潮湿。

第四节　湿热体质的特点

《内经》里讲"因于湿,首如裹"。当湿邪最初侵袭人体时,可出现头昏沉重,像裹着一块布;身体乏困,四肢沉重,浑身不舒服,好像身上附着重物。此外,还会有发热、轻微怕冷怕风,流清鼻涕等表湿证。当湿邪伤及关节时,局部气血运行不畅,会有四肢关节酸痛沉重,关节屈伸不利等表现;湿邪困扰脾脏,影响其正常运化功能,会表现出胸闷腹胀、食欲欠佳、饭量减少、大便不成形等。因脾虚运化不利而导致"内湿"时,还常有口淡、口黏乏味、口渴却不想喝水、倦怠乏力等气虚、湿困的表现;湿邪还有一个特点就是"趋下",容易伤及人的腰以下部位,表现为小便混浊、大便溏泄、妇女白带过多、阴部瘙痒等典型症状,舌苔厚腻也是湿病的典型表现,它常在机体还没有表现出明显疾病状态时就有所提示。各个年龄段的人都可能受到湿热的侵袭,尤其是 30~45 岁的人,属生命中"土"的年龄段,体内湿气比较重,夏秋之交属中医所说的"长夏"季节,也对应五行中的"土",内外相合,湿上加湿,更容易出现上述症状;如果湿热侵袭到小孩,最常见的症状就是腹泻、大便不顺畅;如果湿热侵袭到老年人,就可能出现下肢酸困、腰疼等症状。

一、舌脉特点

湿热体质者舌质偏红,舌苔黄腻,脉象滑数。

二、心理特征

湿热体质者性情急躁易怒,这是湿热之邪燔灼,热扰心神所致。

三、发病倾向

1. 心脑血管疾患:冠心病、风心病、脑膜炎等。

2. 周围血管病:脉管炎、坏疽等。

3. 呼吸系统疾患:喉痈、肺炎、肺脓肿等。

4. 内分泌系统疾患:高血压、痛风、糖尿病、肥胖症等。

5. 消化系统疾患:易患急性黄疸性肝炎、胆囊炎、胆结石、胆汁反流性食管炎、胃溃疡、胃痛、便秘(排便黏滞不爽)、肠炎、肠易激综合征等。

6. 生殖泌尿系统疾患:易患肾炎、膀胱炎、尿路感染、癃闭(包括泌尿系结石等);男性易患前列腺炎、下尿路感染、前列腺增生、阳痿;女性易患月经失调、盆腔炎、宫颈炎、阴道炎等,这是因为湿热下注所致。

7. 易"上火":生疮疖、湿疹、黄疸、牛皮癣等皮肤病。

8. 五官疾患:口腔溃疡、鼻窦炎、眼结膜炎、中耳炎等。

中医指的"火"是一类具有升腾特性的炎热邪气。"上火"是一种火邪为患的病变。人体一旦被这类邪气侵犯,就会表现出发热、红肿、心情烦躁这一类的症状,尤其容易生疮疖,最常见的就是长痘、湿疹。"大热不止,热盛则肉腐,肉腐则脓成",这就是中医对生疮疖的解释,它是热邪聚集在皮肤局部,不断炙烤,到一定程度后,皮肤就腐坏了,从而形成了疖子。通常来说,湿和热是不分家的,有了热,湿也就跟着来。湿与热纠结在体内,就表现出湿热两方面的症状:因为热,容易生疮疖长痘;因为湿,疮疖痘又不容易好,而且反反复复。湿热质人如果不善加调理,就不仅是生疮长痘了,身体会向病理转化,容易患皮肤、泌尿生殖、肝胆系统一类的疾病。通常,皮肉关节、五脏六腑都是湿热蓄积的地方,导致湿热的因素有很多,饮食过于肥甘厚味、嗜好烟酒、过食生冷、不喜运动、情绪抑郁、常年居住于潮湿的环境、淋雨涉水等,都是导致湿热内蕴的元凶。

四、对外界环境的适应能力

湿热质者对暑湿季节、湿热气候、湿重或气温偏高环境较难适应,因此在湿与热交杂的气候条件下,要减少户外活动,避免感受湿热,保持居室干燥。

第五节　湿热体质的中医调理

一、如何通过经络腧穴调养湿热体质

取三阴交、曲池、大椎、阴陵泉、天枢、上巨虚、中脘、阳陵泉、胆俞、脾俞等穴针刺；在背部膀胱经第一、第二侧线走罐后留罐；日常可手指按揉丰隆、曲池等穴；穴位贴敷以涌泉为主；皮肤针扣刺丰隆、阳陵泉、劳宫等以皮肤潮红或微渗血为度。

1.经脉

调养湿热体质的经脉，首选手阳明大肠经和足少阳胆经。因为湿热体质的发病特点是易"上火"，生疮疖、湿疹等皮肤病，又因肺主皮毛，肺与大肠相表里，肺的浊气可通过大肠排泄。足少阳胆经为人体气机升降出入之枢纽，中医有"少阳为枢"的说法，足少阳胆经循行于人体头、身侧面，如同掌管门户开合的转轴，能够调节各脏腑功能，为十二经脉系统中非常重要的部分。湿热之邪蕴结体内，通常的治法就是泻肝利胆，足少阳胆经与足厥阴肝经相表里，肝经湿热引起的病变如黄疸、病毒性肝炎等，可以通过胆经来治疗。

2.腧穴

清热利湿的特效穴有合谷、曲池、大椎、阴陵泉、丰隆。

合谷——即虎口，归属于手阳明大肠经，是手阳明大肠经原穴，有较强的清利湿热的作用。

曲池——归属于手阳明大肠经，是手阳明大肠经合穴，有转化脾土之热，清化大肠经湿热的功能。

大椎——归属于督脉，有很强的泄热作用，主治一切实热病证。

阴陵泉——归属于足太阴脾经，是足太阴脾经的合穴，是脾经脉气所注之处，具有健脾化湿、通利三焦的作用，为健脾祛湿利水要穴。

丰隆——归属于足阳明胃经，是足阳明胃经的络穴，是化痰利水的要穴。

3.按摩

点揉穴位：用拇指按揉合谷、丰隆、委中、曲池、承浆、太溪，以酸胀为度，每穴持续2~3min。

推搓经络穴位：用手掌推搓丰隆、足三里、阳陵泉、曲池、大椎等穴，有清热除湿的作用。

擦涌泉：用大鱼际擦足心涌泉穴3min，以局部皮肤微红透热、患者感觉舒适为宜，有清热泻火之效。

二、刺络拔罐治痤疮

湿热体质者易生疮长痘，而且容易反复，外用药治疗效果不甚理想，且大多含有激素，容易留下暗褐色斑。以中医基础理论为指导，用刺络拔罐法治疗痤疮效果显著，简单

easy行。

方法:患者取舒适的体位,术者在患者痤疮密集的部位施以三棱针刺血后拔罐,一般选取3~5个部位,然后在背部膀胱经第一、第二侧先走罐后留罐。在背部皮肤涂上润滑剂用闪火法将罐吸拔于皮肤上,再以手握住罐底,稍倾斜罐体,向前后推拉,或作环形旋转运动,如此反复数次,至皮肤潮红、深红或起痧点为止,然后将罐留于背部,10~15min后将罐起下。

三、刮痧治痤疮

患者取舒适的体位,术者选用水牛角刮痧板(因为水牛角具有清热凉血、解毒除湿的作用),从面部开始,由上向下轻刮,刮至颈部时,力度稍微增大些,特别是大椎穴至肺俞穴,以微微渗血为度。

四、穴位贴敷

穴位贴敷以涌泉为主,双侧涌泉穴消毒,中药打粉,用姜汁或蒜汁调和,取适量置于穴处,用纱布覆盖其上,再用胶布固定,也可直接用胶布固定。贴敷时间4~6h,可根据患者耐受度适当增减。

五、中药调理

相对而言,用中药治疗湿热比较麻烦,因为湿热纠缠,很难分开。如果单纯祛湿,容易助热,单纯清热,湿邪又容易滞留。所以,当湿热体质造成的影响过大时,要清热和利湿并用。

1.调理要点

湿热质者对暑湿季节、梅雨季节及潮湿环境适应能力较差,因此在湿与热交杂的气候条件下,要减少户外活动,避免感受湿热,保持居室干燥;该体质以湿与热并盛为特征,湿性重浊,易阻滞气机,遏阻阳气,使气行不畅,故平时应多进行户外活动,以舒展阳气,通达气机,并发散湿热,衣着应透气性能良好。

湿热质者宜食用清利湿热的食品,根据湿性趋于下的特点,在清热化湿的同时,多用利水渗湿之品使湿有出路,同时,因湿中蕴热,根据"火郁发之"之理,又宜宣疏透热。

湿热体质的人,忌刚燥温热,亦忌甜腻柔润滋补。

湿热质人群不要长期熬夜,因熬夜易致火郁,亦不宜过度疲劳,要保持二便通畅,使湿有出路,可防止湿热郁聚,平时注意个人卫生,预防皮肤病变。

湿热质者由于有热与湿混合的特点,其精神情绪略显复杂,若热重于湿者,则火热之性易显,一般多外向、活泼、好动,性情较急躁、易怒、心烦,但五志过极易于化火,每易于加重其热的偏颇,故应保证充足的睡眠时间,以藏养阴气。湿重于热者多比较内向,性格多沉稳,应增加社会活动,培养广泛的兴趣爱好,增加一些竞赛或竞争性的娱乐、运动,将有助于性格的完善。

2.调养原则

清化湿热,分消走泄。

3.常用方剂

(1)龙胆泻肝汤:出自《医方集解》,原书主治:"治肝经实火,湿热,胁痛,耳聋,胆溢口苦,筋痿,阴汗,阴肿阴痛,白浊溲血。"

组成:龙胆草6g、黄芩9g、栀子9g、泽泻12g、木通6g、车前子9g、生地9g、当归3g、柴胡6g、甘草6g。

用法:水煎服。

功用:清泻肝胆实火,清利肝经湿热。

主治:肝胆实火上炎证;肝经湿热下注证。

方解:方中龙胆草上泻肝胆实火,下清下焦湿热,泻火除湿,两擅其功,切中病机,故为君药。黄芩、栀子苦寒泻火、燥湿清热,加强君药泻火除湿之力,用为臣药。泽泻、木通、车前子清热利湿,可使湿热从小便而解;生地、当归有滋阴养血之功,使邪去而阴血不伤,均为佐药。肝体阴而用阳,性喜疏泄条达而恶抑郁,故用柴胡疏畅肝胆之气,并能引诸药归于肝胆之经;甘草调和诸药,护胃安中,二药并兼佐使之用。龙胆泻肝丸泻肝而不伤肝,利湿而不伤阴,泻火而不伐胃,其配伍相辅相成,疗效确切。

(2)三仁汤:出自《温病条辨》,原书主治:"头痛恶寒,身重疼痛,舌白不渴,脉弦细而濡,面色淡黄,胸闷不饥,午后身热,状若阴虚,病难速已,名曰湿温。汗之则神昏耳聋,甚则目瞑不欲言,下之则洞泄,润之则病深不解,长夏深秋冬日同法,三仁汤主之。"

组成:杏仁15g、飞滑石18g、白通草6g、白蔻仁6g、竹叶6g、厚朴6g、生薏仁18g、半夏15g。

用法:水煎服。

功用:宣畅气机,清利湿热。

主治:湿温初起及暑温夹湿之湿重于热证。

方解:杏仁宣利上焦肺气,气行则湿化;白蔻仁芳香化湿,行气宽中,畅中焦之脾气;生薏仁甘淡性寒,渗湿利水而健脾,使湿热从下焦而去。三仁合用,三焦分消,是为君药。滑石、通草、竹叶甘寒淡渗,加强君药利湿清热之功,是为臣药。半夏、厚朴行气化湿,散结除满,是为佐药。

3.甘露消毒丹:出自《医效秘传》,原书主治:"时毒疠气……邪从口鼻皮毛而入,病从湿化者,发热目黄,胸满,丹疹,泄泻,其舌或淡白,或舌心干焦,湿邪犹在气分者,用甘露消毒丹治也。"

组成:飞滑石450g,淡黄芩300g,绵茵陈330g,石菖蒲180g,川贝母、木通各150g,藿香、连翘、白蔻仁、薄荷、射干各120g。

用法:生晒研末,每服三钱(15g),开水调下,或神曲糊丸,如弹子大,开水化服亦可。

功用:利湿化浊,清热解毒。

主治:湿温时疫,邪在气分,湿热并重证。发热倦怠,胸闷腹胀,肢酸咽痛,身目发黄,颐肿口渴,小便短赤,泄泻淋浊,舌苔白或厚腻或干黄,脉濡数或滑数。

方解:本方主治湿温、时疫,邪留气分,湿热并重之证。湿热交蒸,则发热、肢酸、倦怠;湿邪中阻,则胸闷腹胀;湿热熏蒸肝胆,则身目发黄;热毒上壅,故口渴、咽颐肿痛;湿热下注,则小便短赤,甚或泄泻、淋浊;舌苔白或厚腻或干黄为湿热稽留气分之证。治宜利湿化浊,清热解毒。方中重用滑石、茵陈、黄芩,其中滑石利水渗湿,清热解暑,两擅其功;茵陈善清利湿热而退黄;黄芩清热燥湿,泻火解毒。三药相合,正合湿热并重之病机,共为君药。湿热留滞,易阻气机,故臣以石菖蒲、藿香、白豆蔻行气化湿,醒脾和中,令气畅湿行;木通清热利湿通淋,导湿热从小便而去,以益其清热利湿之力。热毒上攻,颐肿咽痛,故佐以连翘、射干、贝母、薄荷,合以清热解毒,散结消肿而利咽止痛。

如湿热体质易生痤疮者,可选用苇茎汤和枇杷清肺饮加减;易有口臭者,可选用泻黄散加减;若夏日感受暑热者,选用六一散加西瓜翠衣,解暑化湿以调体。

总之,湿热体质者用药时要注意湿热的特点,不可过用寒凉以免助湿,也不可过用温燥祛湿之品,以防助热,对于湿热者一定要宣透化湿以散热,通利化湿以泄热。

第六节　湿热体质的饮食指导

湿和热的关系,如同油入面,难分难解。清除湿热是湿热质人养生的第一法则。不过,由于是湿热二者为害,清热除湿还是得看形式,分清湿热二者哪个更重。如果是湿更重,就要以化湿为主;如果是热更重,就要以清热为主。要想分清是湿重还是热重,其实也很简单。湿偏重的话,湿邪为病的特点就更突出,如肢体困重、食欲不振、腹胀、大便溏稀不成形等。如果是热偏重的话,发热、口干、口苦的症状会更突出,大便很干结;湿热并重的话,湿与热两方面的特点都很突出,如何才能清除体内的湿热呢? 首先应该选择清热除湿、燥湿醒脾的药食来清除。

1.多吃清热除湿的食物、药物,尤其是在气候湿热的夏秋两季,可以保持体内清爽,阻止湿热侵犯,同时能滋阴清热,防止功能亢进造成虚热。

2.健脾滋阴。就身体的内环境而言,脾虚而不得化湿,阴虚生内热,是产生湿热的因素,因此在清热除湿的同时还要注意健脾滋阴。脾胃好了,体内湿热得以运化,身体适应能力增强,湿热也就不容易入侵了。

3.戒除烟酒。中医学者认为,烟草为辛热秽浊之物,易生热助湿;酒属热性,有助阳热的功效,同时又有生痰湿的弊端,所以湿热质人饮酒很容易加重湿热。

4.清热解毒。要想从内到外,饮食疗法是非常重要的,主食宜选用富含矿物质的食物,如薏苡仁、红小豆、茯苓、莲子、绿豆、蚕豆。肉食宜选用富含蛋白质的食物,如鸭肉、兔肉、鲤鱼、鲫鱼、泥鳅、田螺等。蔬菜可选用富含有机酸、微量元素的食物,如冬瓜、苦瓜、丝瓜、白菜、黄瓜、西葫芦、卷心菜、莴笋、芹菜、莲藕、空心菜、萝卜、荠菜、豆角、绿豆芽、紫菜、海带、四季豆、苋菜、芥蓝、竹笋等,都适宜经常吃,夏天尤宜多吃苦瓜。水果宜选用橙子、梨、哈密瓜、枇杷等。

中医一向提倡饮食养生,尤其提倡喝养生粥、煲养生汤、喝养生茶。喝粥养生、喝汤养生和药茶养生,在中国具有悠久的历史和传统,因为其制作成本低、机体易吸收、兼具有养生治病和美颜美体的功效,故无论是神医张仲景,还是药圣李时珍,以及历代注重养生的名人,都对喝粥养生、煲汤养生和药茶养生推崇有加。重点推荐薏仁粥和苦丁茶。

因为苦味的东西可以清热祛火。苦丁茶对面部等身体上部的湿热更有效。

常用食疗方：

1.绿豆藕

材料：莲藕300g、绿豆50g。

做法：莲藕洗干净沥水备用，绿豆用清水浸泡1h，取出装入藕孔内，将装入绿豆的莲藕放入锅中，加清水炖至熟透，调以食盐。

作用：清热解毒，明目止渴。

2.泥鳅炖豆腐

材料：泥鳅500g、豆腐250g。

做法：泥鳅去腮及内脏，冲洗干净，放入锅中，加清水适量小火慢炖，至半熟时，再加入豆腐、加适量食盐，炖至熟烂即成。

作用：清利湿热。

3.绿豆薏米粥

材料：生薏苡仁30g、绿豆100g。

做法：将薏苡仁、绿豆淘洗干净，放入锅内，加适量清水，文火煲1h，调入冰糖食用。

作用：清热利湿解毒，适合湿热体质易长疮疖者食用。

4.绿豆薏米粳米粥

原料：绿豆50g、薏米30g、杏仁10g、粳米100g。

做法：将绿豆、薏米、杏仁和粳米洗净后同放入锅中煮成粥即可食用。

功效：清热利湿，宣通三焦。

适应人群：适用于湿热质、暑热暑湿所引起的身热面赤，胸闷脘痞，小便短赤，舌质红赤等症。

5.莲子甘草茶

材料：莲子15g、甘草2g、绿茶叶5g。

做法：将三者一起放入茶杯内，冲入开水浸泡。

功效：清心泄热。

6.瓜蒌根冬瓜汤

材料：瓜蒌根30g，冬瓜适量，盐少许。

做法：先将冬瓜去皮子切成薄片，再与瓜蒌根同煮汤，加入盐少许。

功效：生津止渴，清暑利尿。

7.赤小豆内金粥

材料：赤小豆50g，鸡内金15g。

做法：先煮赤小豆做粥如常法，将熟时放鸡内金末调匀。

功效：清热利湿，消积化瘀。

8.冬瓜粥

材料：新鲜连皮冬瓜180g(或冬瓜子15g)，粳米适量。

做法：先将冬瓜洗净，切成小块，同粳米一并煮粥，随意服食，或用冬瓜子煎水，去渣，同米煮粥。

功效：利小便，消水肿，清热毒，止烦渴。

9.冰糖薏米

材料：薏米100g，山楂糕50g，冰糖200g，桂花少许，细盐适量。

做法：先将薏米用温水洗一下，放入碗中，加清水淹没，上屉蒸熟，取出滗去汤汁。山楂糕切成小丁备用。

在锅中加清水约500g，上火后加入冰糖、桂花、细盐，糖化汁浓时，将薏米、山楂糕丁一起倒入，待漂在汤面上即成。

功效：清利湿热，健脾除痹。

10.车前叶粥

材料：新鲜车前叶约60g，葱白1根，粳米约100g。

做法：将车前叶洗净、切碎，同葱白煮汁后去渣，放粳米煮粥。

功效：利尿、清热、明目、祛痰。

第七节　湿热体质的心理调摄

湿热体质者多急躁易怒，平时要经常参加各种活动，多听舒缓轻松的音乐，注意克制过激的情绪。合理安排自己的工作、学习和生活，培养广泛的兴趣和爱好。

一、人格心理特征

湿热体质相关研究与EPQ人格测试相结合，多见于内向、不稳定型，不同于气虚质，湿热瘀于肝胆，中医发病机理不同，多表现为个性急躁易怒，与SCL-90中的人际关系心理健康因子存在相关。

二、心理健康调适建议

1.宣泄疗法

湿热体质的人要学会转移注意力，排解不良情绪，运用宣泄疗法（参照上述具体方法），使心里的烦恼及苦闷之情找到出口，合理发泄情绪，恢复心情的安静平和。

2.放松训练

（1）呼吸放松法

采用腹式呼吸法。双肩自然下垂，闭上双眼，然后慢慢地、深深地利用腹部的收缩用鼻吸气，吸到足够多时，憋气2s，以吹口哨的口型再把吸进去的气缓缓地呼出。自己要配合呼吸的节奏给予一些暗示和指导语："吸……呼……吸……呼……"，呼气的时候心理暗示自己我此刻很舒服很放松，注意认真感受自己的吸气、呼气，感受"深吸慢呼"。这样的呼吸重复做20遍，每日2~3次，能显著改善紧张、烦躁情绪。

（2）肌肉放松法

一般放松的顺序：头部——手臂部——躯干部——腿部。当然，这一次序也是能根据自己的爱好打乱的,可以选择让自己感觉舒适的放松顺序。

头部的放松:

第一步:紧皱眉头,即像生气时的面部动作一样。保持10s(匀速默念到10),然后再慢慢匀速放松。放松时注意体验与肌肉紧张时不同的感觉,即稍微发热、麻木松软的感觉,好像"无生命似的"。

第二步:闭上双眼,做眼球转动动作。先使两只眼球向左边转,尽量向左,保持10s后还原放松。再使两只眼球尽量向右转,保持10s后还原放松。随后,使两只眼球按顺时针方向转动一周,然后放松。接着,再使眼球按逆时针方向转动一周后放松。

第三步:皱起鼻子和脸颊部肌肉(可咬紧牙关,使嘴角尽量向右边咧,鼓起两腮,似在极度痛苦状态下使劲一样),保持10s,然后放松。

第四步:紧闭双唇,使唇部肌肉紧张,保持该姿势10s,然后放松。

第五步:收紧下颚部肌肉,保持该姿势10s,然后放松。

第六步:用舌头顶住上腭,使舌头前部紧张,10s后放松。

第七步:做咽食动作,以紧张舌头背部和喉部,但注意不要完全完成咽食这个动作,持续10s,然后放松。

颈部的放松:将头用力下弯,使下巴抵住胸部,保持10s,然后放松。体验放松时的感觉。

臂部的放松:双手平放于沙发扶手上,掌心向上,握紧拳头,使双手和双前臂肌肉紧张,保持10s,然后放松。接下来,将双前臂用力向后臂处弯曲,使双臂的二头肌紧张,10s后放松。接着,双臂向外伸直,用力收紧,以紧张上臂三头肌,持续10s,然后放松。每次放松时,均应注意体验肌肉松弛后的感觉。

肩部的放松:将双臂外伸悬浮于沙发两侧扶手上方,尽力使双肩向耳朵方向上提,保持该动作10s后放松。注意体验发热和沉重的放松感觉。20s后做下一个动作。

背部的放松:向后用力弯曲背部,努力使胸部和腹部突出,使成桥状,坚持10s,然后放松。20s后,往背后扩双肩,使双肩尽量合拢以紧张背上肌肉群,保持10s后放松。

(3)想象放松法

想象是最能让自己感到舒适、惬意、放松的情境,通常想象是在大海边。例如:"我静静地仰卧在海滩上,周围没有其他的人;感觉到温暖的阳光照射着我,能触到身下海滩上的细沙,我感到全身无比的舒适;带着一丝丝海腥味的海风轻轻地吹来,海涛在轻轻地拍打着海岸,有节奏地唱着自己的歌;我静静地躺着,静静地倾听这永恒的波涛声……"在帮助别人放松时,要注重语气、语调的运用。自我想象放松,可以自己在心中默念。节奏要逐渐变慢,配合自己的呼吸,自己也要积极地进行情境想象,尽量想象得具体生动,全面利用五官去感觉.想象放松方法,初学者可在别人的指导下进行,也可根据个人情况,自我暗示或借助于磁带录音来进行。

3.培养广泛的兴趣和爱好

缓解急躁情绪重要的方法就是要培养广泛的兴趣爱好,兴趣是保护良好心理状态的重要条件,可以提高心理适应能力,减少心理压力,让生活充满阳光。

第八节　湿热体质的起居调摄

湿热体质以湿热内蕴为主要特征。居室宜干燥、通风良好,注意尽量避免在潮湿、炎热的环境下工作和生活,衣着尽量保持以宽松为好,长夏应避免湿热侵袭,可在室内用除湿器或空调改善湿热环境。不宜熬夜过劳,保证睡眠质量。要注意个人卫生,预防皮肤病变,平时应清淡饮食,保持二便通畅,力戒烟酒。

第九节　运 动 指 导

根据湿热体质者的两大特点,阳气偏盛和湿浊内蕴,比较适宜做较大强度运动量的体能锻炼,如长跑、健身、自行车、各种球类、武术、力量训练、爬山等,一方面可以发散体内多余的热邪,又可以通过出汗以祛湿,从而达到热去湿除的目的。

骑自行车是湿热体质进行健身锻炼非常有效的手段之一。据不完全统计,世界上各行各业中,邮递员的寿命最长,其中一个重要原因就是经常骑自行车传送信件。中国是自行车王国,骑行用于健身有广泛的群众基础。骑车旅游还能尽情饱览沿途的美丽风光及名胜古迹。中央电视台第一次转播环法自行车赛让自行车迷们大饱眼福,风光秀丽、群山逶迤的阿尔卑斯山,在公路两边点缀的古色古香的田园农舍,令看到的人都心驰神往。

骑自行车健身的益处还有:改善心肺脑功能,增强身体免疫力,增强耐力,它与步行、跑步、游泳一样,对内脏器官具有耐力锻炼的功效;因为骑自行车是异侧支配运动,两条腿交替蹬踏,所以能使左右两侧的大脑功能均衡协调发展,从而提高神经系统的敏捷性;骑自行车健身还有利于增强下肢肌肉力量;在公路上骑车,使人心旷神怡,摆脱烦恼,心情愉快,从而促进心理健康。

骑自行车健身,如果是长途骑行,掌握好自行车技术是非常重要的,一般情况下,将车座调低便于长途旅行。低车座有以下好处:一是蹬车灵活,可用脚的不同部位轮流用力;二是骑行者的位置相对降低,可有效减少空气阻力;三是车座低,微后倾,可使身体挺直,臀部受力均匀,不会引起疼痛,减少疲劳感,同时也可减轻双臂的负担,保护手腕;四是有利于安全,在遇到紧急情况下,可双腿伸直着地,以保护身体,避免受伤。

还有人喜欢把车座调高到蹬踏板时可以使大腿和踏板垂直,这样可以在每一次蹬的时候使大腿的发力达到最大。

骑自行车健身需注意:车把高度高于车座5cm,车座稍后倾5°~10°,身高车型适合;双腿膝关节向前,用力正确,集中精神,注意安全。

1. 有氧自由骑

不限速度、自由自在地骑车,能够达到缓解身心疲劳的目的。也能选择速度适中骑车,每分钟 75~100 次的蹬车频率，连续骑行 30min 左右，距离为 8km 左右是特别好的有氧锻炼方式。用这种方法锻炼时，要注意调整呼吸深度，这样对心肺功能的锻炼大有裨益。

2. 力量练习骑行法

(1)双脚交替蹬车，右脚蹬车时，左脚不用力，左脚蹬车时，右脚不用力，一只脚的力量带动自行车前行，一只脚每次蹬车 20~40 下，用脚心处接触自行车的脚踏板，脚心蹬车可以起到按摩涌泉穴的作用。

(2)选择上坡时或顶风骑行，这样可以提高双腿的力量和耐力等。

3. 快慢交替骑行法

先快骑 10min，再慢骑 10min，然后再快，再慢，如此循环交替进行，能有效地锻炼人的心脏、血管机能。

第九章 气郁体质

第一节 气郁体质的辨识

随着社会压力的增大,气郁体质逐渐成为中医9种体质中的高发类型,其体质特征常见表现精神不振、闷闷不乐、胸满胁痛、心烦意乱、不思饮食、脘痞腹胀、二便不调、失眠多梦、头昏眩晕等,在一定程度上与植物神经功能紊乱的躯体症状相似,同时又与焦虑抑郁状态有相似之处。

气郁体质亚量表共包括7个条目:①您感到怏怏不乐、无精打采吗?②您容易精神紧张、忧心忡忡吗?③您愁眉不展、感情脆弱吗?④您容易感到恐惧或受到惊吓吗?⑤您胁肋部或乳房胀痛吗?⑥您无缘无故唉声叹气吗?⑦您咽喉部有异物感,且吐之不出、咽之不下吗?每个条目均采用没有、很少、有时、经常、总是5段评分法,相应计分为1、2、3、4、5分。然后计算原始的总分,根据总分的计算转化分,转化分≥40分,可判定为气郁体质。

原始分数=各个条目分值相加,转化分=[(原始分–条目数)/(条目数×4)]×100。

气郁体质的发生率约为8.73%,根据临床观察,以女性居多。这种人一般情况比较瘦,经常闷闷不乐,无缘无故地叹气,容易出现心慌、失眠。《红楼梦》中的林妹妹就是气郁体质的代表,愁眉不展、忧郁脆弱。气郁体质的发生与社会生活因素、生活方式、个体因素有关。

第二节 气郁体质的定义及成因

一、定义

气郁体质就是由于长期情志不畅、气机郁滞而形成的以性格内向不稳定、敏感多疑为主要表现的一种体质状态。

二、成因

1.先天因素:父母遗传。

2.暴受惊吓:中医上讲,一个人在突然受到惊吓的时候,会出现"恐则气下、惊则气乱"的情况。恐则气下,是说过度恐惧,气泄于下,以致肾气不固,蒸化失常,封藏失职,可以导致二便失禁及遗精等病证。《素问·举痛论》说:"恐则精却,却则上焦闭,闭则气还,还则下焦胀,故气不行矣。"惊则气乱,惊是人体对外界突然发生的或意想不到的事件骤至而产生的情志变化。七情分属五脏,但总司于心。突然受惊,心神散乱,心气受伤,气机逆乱,心无所依,神无所归,虑无所定,以致惊慌失措,惊恐不宁,心悸肉瞤。因惊为病,常突然发生,损伤心气,气机逆乱,因此,在受到惊吓的过程中,常会出现气机逆乱,气机不通,久之则出现气郁。

3.所欲不遂:就是想要的东西得不到,或者愿望达不到满足,因此就会出现郁闷、生气的各种情绪。长期如此就会导致肝气郁结。

4.忧郁思虑:根据五行学说,脾在志为思,也就是说,脾具有思考、思虑的功能,但过度思虑或所思不遂,就能影响气的正常运行,导致脾气壅塞结滞,影响运化功能,出现不思饮食、脘腹胀满等气郁的表现。

第三节　气郁体质的特征

一、形体特征

气郁体质的人一般有身体偏瘦,面色苍暗或萎黄的表现。

二、心理特征

性格内向不稳定、神情抑郁,情感脆弱,快快不乐,敏感多虑。

三、常见表现

1.神情抑郁,情感脆弱,闷闷不乐。
2.食欲减退,睡眠不好,夜间容易惊醒,胸闷、心慌气短。
3.咽间有异物感,或乳房胀痛,或胸胁胀满,或嗳气呃逆,多伴善太息。

四、舌脉特点

舌淡红,苔薄白,脉弦。

五、发病倾向

1.肝气郁结可导致情志方面的改变,可有性格抑郁,或容易偏激暴怒,或默默寡语,或精神紧张压抑,或两胁胀满、腹胀,或腹中走窜疼痛、善太息,或女子乳房胀痛、月经不调。

2.易悲伤、失眠多梦、健忘,易得抑郁症、癔症等精神类疾病,肋间神经痛、睡眠质量差,女子乳腺增生等疾病。

3.气滞肠胃则可出现胃脘胀痛、肠鸣、矢气、便秘或者泄泻,日久可致胃肠功能紊乱。气郁日久可导致痰饮郁结,可有咽痒、痰多,自觉喉中有异物咳之不出,咽之不下,易得慢性咽炎、梅核气等疾病,甚至一些疑难杂症。

4.气郁日久而化热、化火,变生其他疾病,如痤疮、口腔溃疡、大便燥结、小便灼痛、牙疳口臭等疾病。还可导致血瘀,形成气郁血瘀体质,易得脏器囊肿、肌瘤,甚至肿瘤等疾病。

六、对外界环境的适应能力

对精神刺激适应能力较差;不适应阴雨天气。

第四节　气郁体质的中医调理

调体是防治疾病、促进机体康复的重要途径。王琦等研究认为痰湿体质、气郁体质、血瘀体质是降低生理领域生命质量的主要因素,调整体质偏颇,可提高生命质量,促进健康状况。

一、通过经络腧穴调养气郁体质

针灸治疗以足三里、气海用补法,肝俞、膈俞、脾俞、曲池等用泻法;在背部膀胱经刮痧;叩击肝胆经;手指点按足三里、膻中、内关、合谷、太冲等穴;穴位注射取足三里、风池、心俞、脾俞用维生素B_1、B_{12}注射;穴位埋线足三里、心俞、脾俞、胆俞(图9-1)。

1.叩击肝经:本经主治肝病。气郁体质关键在肝,肝气的疏泄功能,能调畅气机,才能使人心情愉悦;若肝气疏泄失职,肝气郁结,可见心情闷闷不乐,悲忧善虑。所以,要调养气郁体质,首先就得通过肝经以达气行的功效。

2.叩击胆经:即足少阳胆经,中医有"少阳为枢"的说法,足少阳胆经循行于人体头、身侧面,为人体气机升降出入之枢纽,能够调节各脏腑功能。《素问·灵兰秘典论》说:"肝者,将军之官,谋虑出焉。胆者,中正之官,决

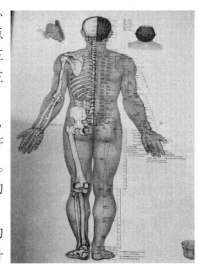

图9-1　经络

断出焉。"胆主决断与人的勇怯有关,而决断又来自肝之谋虑,肝胆相互配合,人的情志活动正常,遇事能做出决断。

二、针灸治疗

取百会、印堂、肝俞等穴进行针刺治疗。

百会——归属于督脉,可调节神志。

印堂——归属于督脉,有健脑调神的作用。

肝俞——归属于足太阳膀胱经,为肝的背俞穴,是肝脏疾病在背部的反应点,肝藏血,主情志,情志异常大都与肝有关,所以肝俞穴是调治情志病的必选穴。

三、按摩

1. 点揉穴位

手指点按膻中、气海、阳陵泉、涌泉等穴。拇指揉法为主,穴位处行强刺激,泻法为主。

膻中——归属于任脉,为心包募穴,八会穴之气会,主治一切气郁病证。

气海——归属于任脉,有舒畅气机的作用,而且气海穴生发阳气,有滋养清窍的作用,所以气海穴特别适合气郁体质偏于气机郁滞在上焦的人选用。

阳陵泉——归属于足少阳胆经,有疏肝利胆的作用,对气机不畅的胸胁胀痛最为适宜。

涌泉——归属于肾经,是肾经的首穴,能改善血液循环,增强体力和精力,使气机郁滞的状况得到缓解。

2. 宽胸法

患者取坐位,右手虚掌置于右乳上方,适当用力拍击并渐渐横向另一侧移动,来回10次左右;以两手掌交叉紧贴乳上,横向用力擦动20次左右;两手掌虎口卡置于两腋下,由上沿腰侧向下至髂骨,来回推擦,以热为度。

作用:宽胸理气,通畅全身气机。

3. 疏胁理气法

患者取坐位,用两手掌根置于腋下侧胸部,沿肋弓斜向腹部脐中进行推拿疗法,操作时掌根着力于身体皮肤,伸直手掌及腕关节,稍用力向下按压,然后单向向下推进,以患者两胁部透热为宜。

四、拔罐

患者取俯卧位,术者站在一侧,先在背部沿着膀胱经线进行走罐,走至皮肤发红为度,然后沿背俞穴从上到下进行拔罐,留罐5min左右。如果气郁比较严重,还可以用刺血拔罐疗法,每侧肝俞针刺放血,放出血的颜色由深变浅为止。隔日1次,10次为1疗程。

五、刮痧

在背部膀胱经刮痧。在背部涂以刮痧油,用水牛角刮痧板从上往下进行刮痧。操作时单手握板,将刮痧板放置掌心,由拇指和示指、中指夹住刮痧板,无名指和小指紧贴刮痧板边角,固定刮痧板,刮痧时利用指力和腕力调整刮痧板角度,使刮痧板与皮肤之间夹角约45°,以肘关节为轴心,前臂做有规律的移动。

刮痧方向为单向,尽可能拉长距离,每个部位刮拭20~30min,一般刮至皮肤出现潮红、紫红等颜色,或者出现粟粒状、丘疹样斑点,或片状、条索状斑块等形态变化,并伴有局部热感或轻微疼痛。对一些不易出痧或出痧较少的患者,不可强求出痧。两次刮痧之间宜间隔3~6d,或以皮肤上痧退、手压皮肤无疼痛感为宜。若病情需要,或刮痧部位的痧斑未退,不宜在原部位进行刮拭,可另选其他部位进行刮痧。

六、穴位埋线

在足三里、心俞、脾俞、胆俞、肝俞等穴处行埋线疗法。皮肤常规消毒,用1%利多卡因注射液进行局部麻醉,先在进针点打出皮丘,然后向治疗要求的深度边推麻药边进针至穴位处,一般一穴用药0.5~1ml。然后左手持镊子夹住所用的无菌羊肠线,将线的中心埋于皮肤下,右手持埋线针,缺口向下压线,同时用左手示指绷紧穴位消毒区下方的皮肤,右手中指持镊子夹持移动的羊肠线,左手拇指指腹对准埋线针的针尾部,配合右手进针,直至将羊肠线埋入穴位为止。松左手,右手快速出针,出针时注意不要移动针体,左手用棉球或纱布按压针眼后,用碘伏消毒处理,外用敷料爆炸包扎。10d埋线1次,1个月为1疗程。

七、中药调理

1. 常用方剂

(1)半夏厚朴汤:出自《金匮要略》,原书主治:"妇人咽中如有炙脔,半夏厚朴汤主之。"

原料:半夏12g、厚朴9g、茯苓12g、生姜15g、苏叶6g。

用法:水煎服。

功用:行气散结,降逆化痰。

主治:梅核气。咽中如有物阻,咯吐不出,吞咽不下,胸膈满闷,或可或呕,舌苔白润或白滑,脉弦缓或弦滑。

本方证多因痰气郁结于咽喉所致。情志不遂,肝气郁结,肺胃失于宣降,津液不布,聚而为痰,痰气相搏,结于咽喉,故见咽中如有物阻、咯吐不出、吞咽不下。肺胃失于宣降,还可致胸中气机不畅,而见胸胁满闷,或咳嗽喘急,或恶性呕吐等。气不行则郁不解,痰不化则结难散,故宜行气散结、化痰降逆。

(2)越鞠丸(芎术丸):出自《丹溪心法》,原书主治:"越鞠丸,解诸郁,又名芎术丸。"

原料:川芎、香附、苍术、栀子、神曲各等分。

用法:水丸,每次服6~9g,温开水送服。

功用:行气解郁。

主治:六郁证。

气郁体质者多兼血郁、痰郁、火郁、湿郁、食郁,但以"气郁"为先导,临证总以柴胡、香附、枳壳等行气药为主,血郁加丹参、桃仁;痰郁加半夏、竹茹;火郁加连翘、栀子;湿郁加苍术、厚朴;食郁加神曲、山楂等。

（3）逍遥散：出自《太平惠民合剂局方》，原书主治："治血虚劳倦，五心烦热，肢体疼痛，头目昏重，心悸颊赤，口燥咽干，发热盗汗，减食嗜卧，及血热相搏，月水不调，脐腹胀痛，寒热如疟，又疗室女血弱阴虚，荣卫不和，痰嗽潮热，肌体羸瘦，渐成骨蒸。"

组成：炙甘草15g，当归30g，茯苓30g，白芍药30g，白术30g，柴胡30g。

做法：共为粗末，每服6~9g，煨姜、薄荷少许，共煎汤温服，日3次。亦可作汤剂，水煎服，用量按原方比例酌减。亦有丸剂，每服6~9g，日服2次。

功用：疏肝解郁，养血健脾。

主治：肝郁血虚脾弱证。两胁作痛，头痛目眩，口燥咽干，神疲食少，或月经不调，乳房胀痛，脉弦而虚者。

本方为疏肝养血的代表方，又是妇科调经的常用方，方中柴胡疏肝解郁，使肝气得以条达为君药；当归甘辛苦温，养血和血；白芍酸苦微寒，养血敛阴，柔肝缓急；归、芍与柴胡同用，补肝体而助肝用，使血和则肝和，血充则肝柔，共为臣药。木郁不达致脾虚不运，故以白术、茯苓、甘草健脾益气，非但实土以御木侮，且使营血生化有源，共为佐药。用法中加薄荷少许，疏散郁遏之气，透达肝经郁热；烧生姜温运和中，且能辛散达郁，亦为佐药。甘草尚能调和诸药，兼为使药。诸药合用，使肝郁得疏，血虚得养，脾弱得复，气血兼顾，体用并调，肝脾同治，立法周全，组方严谨，故为调肝养血之名方。

2.调体要点

（1）掌握用药方法：理气不宜过于温燥，以免伤阴；养阴不宜过于滋腻，以防黏滞；攻伐不宜过于峻猛，以防伤正。

（2）加强心理疏导：气郁体质者常常情志不畅，必须重视精神调摄，心理疏导，或采用情志相胜、移情易性等方法。

第五节　气郁体质的饮食指导

气郁体质者有着气机郁结而不舒畅的潜在倾向，应选用具有理气解郁、调理脾胃功能的食物，如大麦、荞麦、高粱、豆角、蘑菇、豆豉、苦瓜、萝卜、洋葱、菊花、玫瑰等。气郁体质者应少食收敛酸涩之物，如乌梅、南瓜、泡菜、石榴、青梅、杨梅、草莓、杨桃、酸枣、李子、柠檬等，以免阻滞气机，气滞则血凝。亦不可多食冰冷食品，如雪糕、冰激凌、冷冻饮料等。

气郁体质者的养生重点是：疏肝气、补肝血。白萝卜是疏肝理气的最佳选择，含有丰富的维生素C、芥子油、淀粉酶、粗纤维等营养物质，具有帮助消化，增进食欲，加快胃肠蠕动的作用，有利于体内废物的排出，能健脾顺气、疏肝活血、疏理肝气。《本草纲目》中记载：白萝卜可以宽中化积滞，下气化痰浊，并称之为"蔬中最有利者"。

1.百合莲子粥

原料：干百合100g、干莲子75g、糯米50g、冰糖50g。

做法：将百合浸泡一夜后，冲洗干净。莲子浸泡3~4h，冲洗干净。将百合、莲子置入清水锅内,武火煮沸后,加入冰糖,改用文火继续煮40min即可。

效果:安神养心,健脾和胃。

2.三花茶

原料:玫瑰花3g、月季花3g、合欢花3g、枸杞子5g。

做法:将以上四味用沸水冲泡,每日代茶饮。本方有很好的疏肝理气并养肝的作用,适合长期服用。

3.甘麦大枣汤

原料:小麦50g、甘草15g、大枣10枚。

制作方法:先煎甘草,去渣,后入小麦及大枣,煮粥。空腹服用。

养生效果:益气安神。适用于妇女脏器燥热,精神萎靡,时常悲伤。

4.梅花粥:

原料:白梅花约5g,粳米约100g。

做法:先煮粳米为粥,待粥将成时加入白梅花,同煮二三沸即成。

效果:疏肝理气,健脾开胃。

5.茉莉玫瑰粥

原料:茉莉花10g,玫瑰花5朵,粳米100g,冰糖适量。

做法:将茉莉花、玫瑰花、粳米分别去杂洗净,粳米放入盛有适量水的锅内,煮沸后加入茉莉花、玫瑰花、冰糖,改为文火煮成粥。

效果:此粥具有疏肝解郁,健脾和胃,理气止痛的功效。适用于肝气郁结引起的胸胁疼痛,慢性肝炎后遗胁间痹痛,妇女痛经等病症。

6.茉莉花糖饮

原料:茉莉花5g,白砂糖适量。

做法:将茉莉花、白砂糖加水1500ml煎好,去渣饮用。

效果:此饮甘甜芬芳,具有疏肝理气,止痢解毒的功效,适用于胸胁疼痛,下痢腹痛,疮疡肿毒病症。

7.茉莉金橘饮

原料:茉莉花5g,金橘饼10g,粳米100g。

做法:将茉莉花研为细末,金橘饼切成丁状;粳米淘洗干净,加水煮成稀粥,再入金橘饼煮二三沸;于粥中调入茉莉花末即可食用。

效果:此饮清香可口,具有疏肝理气、健脾和胃、止痢的功效,适用于梅核气、腹胀腹痛、痢疾等病症。

8.麦芽青皮饮

原料:生麦芽30g,青皮10g。

做法:两物以水同煮,去渣饮汁。

效果:外发胃气,疏肝止痛。适宜于因肝气郁结、横逆犯胃而引起的两胁疼痛作胀、纳食不佳等症。

第六节　气郁体质的起居调摄

气郁体质人群具有气机郁结倾向，居室宜安静，能舒畅情志，宽松衣着，可适当增加户外运动和社会交往，以便放松身心，和畅气血。

在起居上，睡眠占据了生活时间的1/3左右，居室环境对睡眠质量具有至关重要的作用，所以居室内的布置需要注意：

（1）勿过寒，寒为阴邪，易伤阳气，尤其夏季勿过于贪图空调之寒凉。

（2）勿过燥，燥性干涩，易伤津液，尤其北方冬季取暖时，居室暖气旁应放置一盆清水，饮食可适当进食冬瓜、萝卜等养阴生津的食品。

（3）勿过湿，湿为阴邪，易阻气机，气郁体质居住最好在面南向阳的居室，在饮食方面，尽量选择合适的营养配比，减少肥甘油腻食品的摄入。气郁体质的人平常要适当进食利于疏肝理气、养血健脾的食品，比如佛手瓜、陈皮、大枣、桂圆、莲子肉、鲫鱼等等。

还有几个小的提议，有梅核气的人，可每日适当外出活动，少食生蒜、生葱等辛辣刺激的食品。每日按揉合谷、太冲两穴至少5min。胃痛的人要规律饮食，饥饱有度，切勿暴饮暴食，可以每天早晚顺时针揉腹100下左右，并且自上而下推任脉100下左右。

俗话说，病是三分治，七分养，如果自己不注意平时的生活习惯，仅靠短暂治疗，效果也就会大大降低，因此，在使用合适治疗方法的同时，也要注意自己平常的生活习惯，调养身体。

第七节　气郁体质的心理调摄

气郁体质者性格多数内向，缺乏沟通，情志不达时便会精神处于抑郁状态。气郁在先，郁滞为本，故疏通气机为气郁体质的养生原则，重在调节心情。可以多参加户外社交活动，经常看看喜剧和激励的电影、电视；可多出去旅游，行走于山水间，移情易性；多参加社交活动、集体文娱活动；多听愉快的音乐；多读积极向上的、富有乐趣的、可以展现美好生活前景的书籍，以便培养开朗、豁达的性格。

一、人格心理特征

气郁体质人群相关研究与EPQ人格测试相结合，可多见于内向、不稳定型，表现为容易心情郁闷、情感脆弱，或是容易激怒，或敏感多疑、多愁善感，或精神紧张、焦虑不安，或遇事谨慎、心胸狭隘，与SCL-90中的抑郁心理健康因子存在相关。

二、心理健康调适建议

1.行为疗法

个体在体验到自己的郁闷情绪时,首先需要做的,就是要活动起来,可从事新的有效行为。被动和闲散的生活会使抑郁永存,被动会加深虚弱感,易形成"灰姑娘心理"——总期待着问题会解决。我们应该经常告诫自己,我们不是无能为力的,而是可以完全有所作为的。从事新的有效行为,会具有感觉的好转,可减少疲劳感,改善思考能力。

具体做法可以参照"活动安排表",按小时记下每天的活动,并完成以下内容:①每天观察并记录行为表现;②并合理安排休息时间;③能够处理好不良性的事件;④学会放松训练;⑤经常增加轻松的娱乐性活动。

2.贝克和雷米的认知疗法

贝克和雷米的认知疗法是具有认知行为的疗法,心理情绪问题会在很大程度上是认知过程中发生的机能障碍的结果,强调要改变认知,从而会产生情感与行为方面的一些改变。抑郁情绪与气郁质个体常相关,根据该理论,个体往往会存在一定形式上的认知与偏见,而这种偏见常与抑郁情绪的发作密切相关,其主要的策略要找出并且改善导致抑郁情绪产生的"功能失调性信念"。过程为:①可讲解有关抑郁情绪的认知模型;②验证具有问题的想法;③行为激活;④能够识别适应不良性的认知(消极的自动性思想);⑤并且训练自我监察;⑥结束治疗和预防复发。

第八节 运动指导

气郁体质者是由长期情志不畅、气机郁滞所形成,其运动锻炼就是能够调整气机,可以舒畅情志。增加户外的运动锻炼有利于宣泄烦闷的心情并且转移注意力。气郁体质者的锻炼方法有宣泄锻炼法、兴趣锻炼法和休闲娱乐的运动法。

强度大、负荷大的宣泄锻炼会是一种很好的宣泄方式,如跑步、登山、健身房、游泳、武术、打球等,可以鼓动气血,且疏发肝气,大汗过后可以促进食欲、能够改善睡眠质量;但是要避免进行竞技性、对抗性的体育,并且要防止过于疲劳、受伤;也可以学习某一项技术性的运动,经常进行练习,从而提高技术水平上的体育锻炼的乐趣,如武术、跆拳道、排球等。

跑步是一种十分适合气郁质的运动,从生理角度来讲,跑步可以锻炼体内50%的处于闲置状态的肺,增进心肺功能,并且可以通过增加淋巴细胞增强身体的免疫力,也可降低气郁体质者生病的可能性。从心理上来讲,跑步可以让气郁体质者看到更多美好事物的存在,会使他们的内心变得强大,同时也会更加肯定自己。大部分气郁质人群因为平时缺乏锻炼,所以刚开始跑步时,会跑不了太远的距离,不过不重要,只要能够走出了家门,并且迈开了脚步,就可以变成一个身心更加健康,精力更加充沛的人。

登山同样会是一项非常适合气郁质人群的运动方式,能远离喧嚣的大都市,并且来到了山野之间，能够呼吸到大自然的新鲜空气，让两眼看见满山的绿色，能够促进全身毛细血管的功能，使人感觉全身可以舒爽通畅。经常到野外登山，能够起到调节气郁质人群郁郁寡欢的情绪，并且改善生理、心理状态的作用。

气功属于一项集锻炼的形体、呼吸吐纳、心理协调于一体的运动方式，能够经常练习可以强身健体，增进身体各个部位血液循环，还有利于身心的放松、精神的宁静，并且让人心平气和地面对生活。气郁质人群经常练习健身气功，能够清除体内的郁气，保持阳光和乐观向上的生活态度。

静坐是一种对外界条件要求极少，是一项获益颇多的活动，是气郁质者乃至人类的一种清凉剂。如果长期静坐可以使体内的浊气和郁气都完全呼出体外，使其消除身心烦热、忧恼，自然心情也会变得美丽、平和，性格也将变得乐观、自信。

苹果公司的创始人史蒂夫·乔布斯曾说过："如果坐下来静静观察，你会发现自己的心灵有多焦躁。如果你想平静下来，那情况只会更糟，但是时间久了之后总会平静下来，心里会有一片空间让你聆听更加微妙的东西。这时候你的直觉开始发展，看事情更加透彻，也更能感受现实的环境。你的心灵逐渐平静下来，视野极大延伸，你开始看到之前看不到的东西。"这就是静坐的魅力。

逸致休闲的活动可以搭配进行，如垂钓、气功、打坐、瑜伽、下棋等。运动娱乐时应该保持一种平和的心态，切莫与他人争执、较劲和比试高低等，应该时刻保持娱乐和舒畅的状态。

第十章　特禀体质

第一节　特禀体质的辨识

中医中的特禀体质是指由先天因素导致的各种特异性体质。特禀体质的人最常见的表现就是容易发生过敏反应,因此又被称为过敏体质。中医学者认为特禀体质的形成是由父母遗传造成的。《诸病源候论》中表述到,母亲在怀孕期间如果饮食过度寒凉,寒气就会伤害到胎儿的肠胃,所以胎儿出生以后,其肠胃间也会存有寒气。《医宗金鉴·幼科心法要诀》中说,如果父母气血不足,小儿先天禀赋不足,就容易出现"五迟证"(五迟是指立迟、行迟、发迟、齿迟和语迟,为小儿生长发育迟缓的疾病)。以上这些都是先天肾气不足的原因引起的。

特禀体质判定表共包括7个条目:①您感冒时也会打喷嚏吗? ②您感冒时也常会有鼻塞、流鼻涕吗?3.您有因季节、温度变化或异味等原因而咳喘的现象吗?④您容易发生过敏(对药物、食物、气味、花粉,或在季节交替、气候变化时)吗? ⑤您的皮肤容易起荨麻疹(风团、风疹块、风疙瘩)吗? ⑥您的皮肤因过敏出现过紫癜(紫红色瘀点、瘀斑)吗? ⑦您的皮肤一抓就红,并出现抓痕吗? 每个条目均采用没有、很少、有时、经常、总是5段评分法,相应计分为1、2、3、4、5分。然后计算原始总分,根据总分计算转化分,转化分≥40分,即可判定为特禀体质。

原始分数=各个条目分值相加,转化分=[(原始分-条目数)/(条目数×4)]×100。

特禀体质的发生率约为4.90%,有先天性、家族性的特点,有遗传特性。王琦课题组将"制首乌、无柄灵芝、乌梅、蝉蜕"四药作为调理特禀质的主要药物。

第二节　特禀体质的定义及成因

一、定义

由于先天禀赋不足和遗传等因素造成的一种特殊体质,包括先天性、遗传性的生理缺陷与疾病、过敏反应等。

二、成因

1.先天因素:特禀体质的形成主要是遗传因素造成的,如父母气血亏虚,或过食寒凉等均有可能遗传至下一代。

2.后天因素:包括环境因素、药物因素等。

第三节　特禀体质的特征

体质特征是人一生健康状态的主线,人所表现出来的体态、身体健康状态、饮食口味喜好、易患疾病都和自身体质特征密切相关,主要的特征有先天失常、生理缺陷、过敏反应等。

一、形体特征

特禀体质的人形体无特殊,或有畸形,或有先天生理缺陷。患遗传性疾病者有垂直遗传、先天性、家族性特征;患胎传性疾病者具有母亲影响胎儿个体生长发育及相关疾病特征。

二、心理特征

特禀体质的人性格比较脆弱和敏感,对环境的适应能力差,如对季节变换的适应能力差,容易引起旧病发作、身体不适等现象。

三、常见表现

1.身体表现:特禀体质的人有多种表现,比如有的人容易患哮喘,易对食物、气味、花粉、药物等产生过敏,不感冒时也伴随有鼻塞、流鼻涕或流眼泪等现象;当季节发生变化、温度发生变化或闻到异味等各种情况下,就会出现气喘、胸闷、咳嗽等,或者眼睛易出现红血丝、瘙痒或红肿;会经常无缘无故地出现腹痛、恶心、呕吐、腹泻等,春季或秋季常有咽喉发痒、肿痛、有异物感等。过敏体质者常见哮喘、风团、咽痒、鼻塞、喷嚏等;患遗传性疾病者有垂直遗传、先天性、家族性特征;胎传性疾病的人母体影响胎儿个体生长发育或会出现一些相关联疾病特征。

2.脸色表现:特禀体质的人脸比较干燥,容易起皮,容易出现一簇簇的紫红色出血点或者风团、丘疹等现象,皮疹为棕红色斑丘疹,凸出于皮表,挤压以后不褪色,呈对称性分布,伴有痒感或疼痛,可成批出现,症状消失以后会出现色素沉着。面部红血丝是特禀体质的人最常会出现的一种征象,尤其是当食用了某些食物,接触某些花粉、金属、动物皮毛,或者用过某些化妆品或染发之后会出现。

四、舌脉特点

舌淡红,苔薄白,脉弦(弦脉的意思是手指摸到的脉搏,就像按到两端拉直的琴弦,像紧绷的琴弦拨动一样,而且有一定的劲度和急促感)。

五、发病倾向

1.过敏体质的人容易得哮喘、荨麻疹、花粉症及药物过敏等疾病;遗传疾病如血友病、先天愚型等;胎传疾病如五迟(立迟、行迟、发迟、齿迟和语迟)、五软(头软、项软、手足软、肌肉软、口软)、解颅(以小儿囟门应合不合,反而宽大,颅缝裂解为主要特征的病证)、胎惊、胎痫(胎痫,病证名,见《活幼心书》,又名胎搐,症见患儿百日内频发抽搐,身热面青,牙关紧闭,腰直身僵,睛斜目闭,多啼不乳)等。

2.特禀体质的人如果过敏严重还会发生过敏性休克,会危及生命,因此应该尽量避免接触过敏性物质。

第四节　特禀体质的中医调理

一、如何通过经络穴位调养特禀体质

1.针刺疗法。取风池、足三里、合谷、风市、曲池、风府、血海等穴,消毒后针刺,进针得气后均匀地提插、捻转后即可出针。

2.刺络放血疗法。取大椎、风门两穴,消毒后用三棱针进行点刺放血,放血后行拔罐治疗。

3.穴位贴敷以足三里、神阙等穴为主。

4.皮肤针叩刺以合谷、曲池为主。

二、艾灸

患者俯卧位,医生站在患者一侧,将艾条的一端点燃,对准定喘、肺俞、膈俞、心俞、脾俞、肾俞,在距离皮肤2~3cm处进行熏烤,使患者局部有温热感觉但无灼痛感为度,每个穴灸15min。然后患者取仰卧位,两臂置于身体两侧,两腿自然伸直,在气海穴和关元穴上施灸,每穴灸15min。每日灸1~2次。

三、按摩

1.按揉迎香、足三里穴:患者取坐位,用双手的示指指腹按揉迎香穴,在1min内,顺、逆时针方向各按揉36圈;用大拇指或中指按压足三里穴,每天1次,每次2~3min,每次按压要使足三里穴有酸胀、发热的感觉。

2.按揉背俞穴:患者取俯卧位,术者站在一侧,以双手中指端和示指端按揉肺俞穴、

脾俞穴、肾俞穴,按揉100~300次。

3.搓足底、按涌泉:睡前端坐,用手掌来回搓摩涌泉穴及足底部10次,以感觉发烫发热为宜,搓完后,再用大拇指按揉涌泉穴2~3min,以感觉酸痛为度,双脚交互进行。

四、刺络拔罐

患者取俯卧位,术者将大椎、定喘、肺俞、膈俞、心俞、脾俞、肾俞进行常规消毒。儿童与体质虚弱者用皮肤针叩刺,较轻的刺激量,然后用闪火法迅速在刺激部位拔罐,微出血即可。

青壮年或体质较好及实证患者,用三棱针在穴位上用力点刺3~5下,然后迅速用闪火法拔罐,出血2~3ml。5次为1疗程。

五、中药调理

中药之所以能防止病邪的侵入,主要原因在于中药对人体体质有一定的调节改善作用。具有不同偏性的中药,可以从不同的角度对人体发挥作用,有的可以祛除侵入人体的病邪,有的可以纠正失衡的阴阳,有的可以和畅紊乱的气血,有的可以调补脏腑的功能,最后达到调节、改善或者改变机体体质的目的。适合特禀体质的中药有灵芝,灵芝甘平无毒,入五脏,保身益精气、坚固筋骨、调节气血,长久食用有延年益寿的功效。

调理过敏体质的代表方剂为过敏康Ⅱ方(王琦教授经验方)。常用药物有乌梅、蝉蜕、黄芪、百合、黄芩、牡丹皮等。过敏体质者症状表现各不相同,主要在于辨病加减。若过敏性鼻炎所引起的鼻流清涕、眼睛发痒、鼻塞等,以麻杏石甘汤为主,酌加辛夷花、苍耳子、鹅不食草、细辛等;若皮肤风疹或湿疹者,以消风散为主。

第五节　特禀体质的饮食指导

特禀质表现为一种特异性体质,主要是先天失常或遗传造成的以生理缺陷、过敏反应等为主要特征的一种体质缺陷。体质特征虽然遗传于父母,但同时也与后天调养有很大的关系。针对性地选择适合自己体质的食物、蔬菜和水果,就会收到事半功倍的效果。因为食物属于诱发过敏的源头之一,饮食调养对于特禀质者非常重要,所以特禀体质者应根据自身的个体情况,制定适合自己的保健食谱,尽量避免食用致敏食物,以减少引发疾病的机会。一般而言,特禀体质者饮食宜清淡,合理搭配食物,少吃生冷、辛辣、肥甘油腻食物。

一、五谷调养

特禀体质的人应选用具有增强体质、调节免疫功能的五谷,其中五谷首选粳米,粳米是五谷之长,被古代养生学家陶弘景赞为"仙家作饭饵之"。中医学者认为,粳米味甘、性温,能够补气,补脾胃。对脾胃气虚、大便稀溏的人有很好的功效。此外,粳米还能够缓解气虚所引起的出汗、气短乏力等症状。燕麦可调节身体免疫功能,预防和治疗过敏反应。小麦味甘性凉,入心、脾、肾三经,能治脏燥、退燥热、消烦止渴、止泻痢、养肝气、强气力、利小便。以上五谷具有调节身体免疫功能,增强体质的功效,对预防和辅助治疗过敏性疾病有良好的作用。

二、适合特禀体质的水果

特禀体质的人适合选择具有补脾益肺、调理肺脾功能的水果,比如大枣、鸭梨、石榴、桑葚、葡萄、橘子、猕猴桃、苹果、草莓、樱桃等。有过敏反应的人多吃红枣易于缓解症状。在古代对大枣的评价很高,汉代医学家张仲景的《伤寒杂病论》中,使用红枣的处方就有58种之多。例如用黑木耳50g和红枣30枚炖熟治疗过敏性紫癜。

中医认为,红枣性平,味甘,入脾胃。具有生津、补脾益气、养血安神、缓和药性的功效,可以增强体质、延缓衰老。《中国药植图鉴》中说,大枣有抗过敏、益气养血、治疗过敏性紫癜的功效,可有效预防和治疗过敏性疾病,若长期坚持吃红枣,过敏反应的现象也会减少。现代研究表明,红枣中含有大量的环磷酸腺苷,环磷酸腺苷是一种抗过敏的物质,可阻止过敏反应的发生和减少发生的频率。红枣水煮、生吃都可以,每次不要超过10枚,每天3次。但由于红枣含糖量比较高,滋黏腻滑,在胃液中化不开,消化时间长,消耗胃动力。所以舌苔白厚、不想吃饭或者肚子胀的患者不适合食用。

三、食物疗方

1.固表粥

材料:乌梅15g、黄芪20g、当归12g、粳米100g。

做法:将以上三味药放入砂锅中加水煎开,再用小火慢煎成浓汁,取出药汁后,再加水煎开后取汁,用两次的药汁放入粳米100g熬成粥,加入适量冰糖趁热食用。

功效:可以调节免疫功能,增强人体对抗过敏反应的能力,减少过敏性疾病发生的频率。

2.葱白大枣鸡肉粥

材料:粳米100g,大枣10枚(去核),连骨鸡肉100g,姜、香菜、葱适量。

做法:将连骨鸡肉洗净,姜切片,香菜、葱切末。锅内加水适量,放入鸡肉、姜片大火煮开。然后放入粳米、红枣熬45min左右。最后加入葱白、香菜调味。

功效:适用于有鼻塞、喷嚏、流鼻涕等症状的过敏性鼻炎患者。

3.灵芝黄芪炖猪瘦肉

材料:灵芝15g、黄芪15g、猪瘦肉100g,食盐、葱、生姜、料酒、味精各适量。

做法:猪瘦肉洗净,切成小块,放入锅内,加灵芝、黄芪、调料、水适量。文火炖至肉烂熟即成。

功效:补脾益肺,适合过敏体质亚健康者。

4.甘麦大枣汤

材料:小麦30g,大枣10个,甘草6g。

做法:将小麦、大枣、甘草水煮去渣取汁,直接饮用。

功效:养心宁神,适用于因心脾不足而引起精神恍惚、不能自主、悲伤欲哭、呵欠频作的患者。

5.大葱红枣汤

材料:葱白20根,大枣20枚。

做法:将葱白洗净切段,大枣洗净切半;二者共入水中煎煮,起锅前加白糖适量。

功效:具有养胃安神的功效,可辅助治疗神经衰弱所致的失眠、体虚乏力、食欲不振、消化不良等病症。

6.大枣汤

材料:大枣10枚,粳米100g,冰糖少许。

做法:将粳米、红枣淘洗干净,放入锅内,用武火烧沸后,转用文火炖至米烂成粥;将冰糖放入锅内,加少许水熬成冰糖汁,再倒入粥锅内,搅拌均匀即成。或红枣20枚,糯米150g,羊胫骨1~2根敲碎,同煮成粥。每日3次分服,15d为1疗程。

功效:具有健脾益气,养血安神的功效。

7.红枣花生衣汤

材料:红枣50g,花生米100g,红糖适量。

做法:将红枣洗净,用温水浸泡,去核;花生米略煮一下,冷后剥衣;将红枣和花生衣放在锅内,加入煮过花生米的水,再加适量的清水,用旺火煮沸后,改为小火煮半小时左右;捞出花生衣,加红糖溶化,收汁即可。

功效:本汤具有强体益气,补血止血的功效。适用于气血两虚,短气乏力及各种出血性病症。

第六节　特禀体质的起居调摄

特禀体质的人应该根据个人具体情况调理起居。由于过敏体质的人容易出现因环境变化而引起的过敏反应,因此在陌生的环境中要注意减少户外活动,避免接触各种容易导致过敏的动植物,而且应当适当地服用预防性药物。由于特禀体质的人适应能力比较差,例如过敏体质者对容易致过敏季节适应能力比较差,容易引发宿疾。居室应该通风良好,保持室内环境清洁。被褥、床单要经常洗晒,防止对尘螨过敏。室内装修后不适合立即搬进去居住,首先应该打开窗户,保持良好的通透性,让装修后的家具、油漆中甲醛等化学物质气味挥发干净后再搬进去居住,避免对身体的毒害。起居应有规律,按时起居并保持充足的睡眠时间有益于身体健康。

第七节　特禀体质的心理调摄

　　特禀体质的人应该合理安排作息时间,正确处理学习和生活、工作的关系,心情舒畅,避免因情绪紧张而不益于身体健康。

　　特禀体质在9种体质中比较特殊,可以理解是来源于父母的一种特殊的体质类型,是先天的、特殊的体质,主要受遗传和其他一些因素的影响,较一般人较差的体质,它包括三种:第一种是过敏体质,有过敏性鼻炎、哮喘、紫癜、湿疹、荨麻疹等过敏性疾病的人大多都属于这一类。第二种是遗传病体质,就是有家族遗传病史或者是先天性疾病的,这一类大多很难治愈。第三种是胎传体质,就是母亲在妊娠期间所受的不良影响传给胎儿所造成的一种体质。有些人是家族性的疾病,从出生就有,持续一生;有些人三四十岁了才会出现。也就是说,这种人存在先天特殊条件,发作时间受环境影响。

　　这类人主要有以下几种心理:①有强烈的自卑心理。由于遗传或因意外事故导致某种身心缺陷和功能丧失,认为自己总是被瞧不起或者低人一等,因而性格孤僻、比较胆怯,从而引起意志消沉,丧失了对生活的信心。②抱怨心理。总是在抱怨自己的父母、领导、亲人,抱怨命运的不公平,认为天地之间难有容身之处,人海茫茫,芸芸众生却唯我多余。③有严重的挫折心理。尤其是人为原因造成的残疾人,受挫感会特别强烈,有的甚至会因此而改变一个人的整个精神面貌和性格。

　　在心理健康调适上,应该培养乐观情绪,做到精神愉悦,努力培养坚强的意志力,建议如下:

　　1.压力接种训练

　　压力接种训练(SIT)是应对技能学习程序的具体应用。它是一系列技术、过程的组合,包括信息给予、苏格拉底式讨论、认知重组、问题解决、放松训练、行为复述、自我监控、自我指导、自我强化和改变环境情境,可以用于解决当前问题,也可用于未来困难的应对技能。压力接种训练有三个阶段模型:

　　(1)概念阶段

　　在开始阶段,个体经常感觉自己是外部环境、想法、情感和行为的受害者,而这些因素都是他无法控制的,压力接种训练就是让个体觉察到自己在压力形成中的作用。要获得这种察觉,就必须系统地观察他的内部描述,并且监控这一内部对话带来的适应不良行为,这种自我监控贯穿了各个阶段的始终,个体通常要记一种开放性的日记,在日记中,记录自己的具体想法、情感和行为。

　　(2)技能获得和复述阶段

　　关注点在于形成个体各种行为和认知应对技术以应用于不同的压力情境。这一阶段包括一些直接行为,例如收集有关个体各种恐惧、焦虑、自卑的信息,明确找到是什么情境带来了压力,通过各种途径来做一些事情以缓解压力,以及学习躯体和心理放松方法。这一训练包括认知应对。通过学习,个体认识到适应性与适应不良行为都是与他的内部对话相联系的,获得和重复一种新的自我陈述。

作为压力管理程序的一部分,接受不同的行为干预,其中包括放松训练、社会技能训练等,改变生活方式,例如重新评价各种事情的轻重缓急,发展支持系统以及采取直接行动去改变压力情境。

推荐的放松方式有冥想、瑜伽、肌肉放松、呼吸放松等,还包括走、慢跑、做园艺、编制等兴趣爱好活动,放松即是一种躯体放松也是一种精神放松。

(3)应用和完成阶段

此阶段是将经过上述两个阶段个体所产生的改变应用到广泛的生活情境中并维持下去。通过实践,强化认知和自我陈述,在实践中由易到难逐步完成各个任务,遇到困难后总结原因,在接受压力接种训练的3个月、6个月、12个月之后,达到训练成果的习惯化和持续化。

通过压力接种训练,可以预防和改善生活中产生紧张、焦虑、自卑等不良情绪问题,具有很大的实践应用价值。

2.社会支持治疗

支持性心理治疗如采用建议、劝告和鼓励等方式,来对有不良情绪及心理问题的个体进行调理,是一种有广泛适用性的方法。平时生活中多参与团体活动,增强人际交往,多与家人、朋友进行倾诉,让患者感受到周围的温暖,并寻求到心理支持,可改善不良情绪及心理压力达到治疗的效果。

特禀质的人应该培养乐观积极的心态,让生活变得更加生动活泼,充满阳光。

第八节 运动指导

特禀体质的形成与遗传有关,可选择有针对性的运动锻炼,最终达到改善体质的目的,但要避免在春季或者在季节交替时长时间在野外锻炼,以防止发生过敏性疾病。因此锻炼要适宜,不要经常更换锻炼地点以及锻炼强度和频率,要坚持这样才能达到增强或者改善体质的目的。

参 考 文 献

[1] 王琦.中医体质学 [M].北京：人民卫生出版社,2015.

[2]王琦,靳琦.亚健康中医体质辨识与调理[M].北京：中国中医药出版社,2012.

[3]郭长青,段莲花,郭妍.9种体质经络养生与治疗[M].北京：中国中医药出版社,2012.

[4]王琦.中医体质学说的研究现状与展望[J].山东中医学院学报,1994,18(02):74-82.

[5]王琦.9种基本中医体质类型的分类及其诊断表述依据 [J].北京中医药大学学报,2005,04(001):01-08.

[6]刘良徛.中医体质学说的研究现状[J].江西中医药,2000,31(03):55.

[7]匡调元.中医病理研究 [M].上海：上海科学技术出版社,1980.

[8]母国成.中医体质学说及其异化 [J].新中医,1983,15(09):09.

[9]田代华.论体质与证候 [J].山东中医药大学学报,1983,7(01):09.

[10]王前奔,王前飞.中医体质的现代研究 [J].云南中医中药杂志,1993,14(04):1-3.

[11]王琦.中医体质学研究与应用[M].北京：中国中医药出版社,2012.

[12]苏丽雅,戴红芳,张文玉,等.气郁体质与自主神经功能、焦虑/抑郁情绪的相关性研究[J].中华中医药学刊,2014,32(3):553-555.

[13]张笑兴.浅谈中医体质养生本草及妙用[J].中国中医药现代远程教育,2014,24(12):108-110.

[14]王琦,盛增秀.中医体质学说[M].南京：江苏科技技术出版社,1982.

[15]孙理军.中医体质理论研究述评[J].陕西中医药大学学报,2016,39(6):1-7.

[16]胡梦奕,杨新艳,叶海勇.中医体质学研究进展[J].国医论坛,2015,30(6):67-70.

[17]虞晓含,朱燕波,王琦,等.体重指数与中医体质类型的对应分析[J].中医杂志,2015,56(2):105-107.

[18]孙悦,丁成华,方华珍,等.浅论中医"治未病"思想在亚健康防治中的意义[J].中华中医药杂志(原中国医药学报),2016,31(11):4488-4490.

[19]孙光仁.中医基础理论[M].北京：中国中医药出版社,2007.

[20]吴鸿,高水波.浅析中医"治未病"理论及其现实意义[J].中国中医基础医学杂志,2011(11):1196-1197.

[21]钟少晖,刘绮.膳食调理对中医体质影响的研究现状及展望[J].海南医学2015,26(23):3517-3519.

[22]柴可夫,谷英敏,马纲,等.基于中医体质学说及治未病思想的食材学的建立[J].

中华中医药杂志,2011,26(7):1580-1582.

[23]王琦.论中医体质研究的3个关键问题（下）[J].中医杂志,2006,47(5):329-332.

[24]邸洁,朱燕波,王琦,等.不同年龄人群中医体质特点对应分析[J].中国中西医结合杂志,2014,34(5):627-630.

[25]王琦,朱燕波,薛禾生,等.中医体质量表的初步编制[J].中国临床康复,2006,10(3):12-14.

[26]朱燕波,王琦.中医体质量表性能的初步评价[J].中国临床康复,2006,10(3):15-17.

[27]朱燕波,王琦.中医体质量表的信度和效果评价[J].中国行为医学科学,2007,16(7):651-654.

[28]王睿林.中医体质学的发展与中西医结合[J].天津中医药,2005,22(1):53-56.

[29]梅雨霖.平和体质的饮食与经络调养[J].老友,2013(9):57-57.

[30]张惠敏,胡立胜,钱会南,等.不同人群气虚体质分布状况的调查分析[J].北京中医药大学学报,2006,29(3):200-202.

[31]张惠敏,郑守曾,钱会南,等.气虚体质个性特点的调研与分析[J].辽宁中医药大学学报,2006,8(1):101-102.

[32]蒋燕.湿热体质与疾病关系研究[J].北京中医药大学学报,2005,28(4):16-18.

[33]冯娜,贺娟,王琦.气郁体质相关差异基因研究[J].中国中医基础医学杂志,2011,31(1):48-51.

[34]李杰,吴承玉,骆文斌,等.阳虚体质与疾病的相关性研究[J].辽宁中医杂志,2008,35(8):1161-1162.

[35]骆斌,王琦.痰湿体质论析[J].安徽中医药大学学报,1999(5):10-12.

[36]李明霞.女性血瘀体质的研究[J].吉林中医药,2014,34(2):109-111.

[37]苏俊,钱会南,王琦等.特禀体质分布及生命质量情况调查研究[J].辽宁中医杂志,2008,35(2):167-168.

[38]田代华.论体质与证候[J].山东中医药大学学报,1983,7(01):1-2.

[39]王琦.中医体质学[M].北京:中国医药科技出版社,1995.

[40]赵红云,王雪梅,刘冬梅.颈椎病患者中医体质调查研究[J].甘肃中医学院学报,2013,30(5):82-84.

[41]姚实林.阳虚质临床辨证浅析[J].新中医,2007,39(11):92-93.

[42]许瑞旭,窦思东.中医阳虚型体质现代研究概述[J].健康研究,2015,35(5):505-507.

[43]王玉霞,任翠梅,李润杰,等.中医体质辨识融入社区健康管理对代谢综合征的防治效果分析[J].中国全科医学,2012(4):459-461.

[44]王琦,王睿林,李英帅.中医体质学学科发展述评[J].中华中医药杂志,2007,22(9):627-630.

[45]王琦,高京宏.体质与证候的关系及临床创新思维[J].中医药学刊,2005,23(3):389-392.

附录　中医体质分类与判定自测表

平和体质

请根据近一年的体验和感觉,回答以下问题	没有	很少	有时	经常	总是
1.您精力充沛吗?	1	2	3	4	5
2.您容易疲劳吗? *	1	2	3	4	5
3.您说话声音低弱无力吗? *	1	2	3	4	5
4.您感到闷闷不乐、情绪低沉吗?*	1	2	3	4	5
5.您比一般人耐受不了寒冷(冬天的寒冷,夏天的空调、电扇)吗?*	1	2	3	4	5
6.您能适应外界自然和社会环境的变化吗?	1	2	3	4	5
7.您容易失眠吗? *	1	2	3	4	5
8.您容易忘事(健忘)吗? *	1	2	3	4	5
判断结果:是　基本是　否					

(注:标有*的条目需要先逆向计分,即:1—5,2—4,3—3,4—2,5—1,再用公式计算转化分)

气虚体质

请根据近一年的体验和感觉,回答以下问题	没有	很少	有时	经常	总是
1.您容易疲乏吗?	1	2	3	4	5
2.您容易气短吗?	1	2	3	4	5
3.您容易心慌吗?	1	2	3	4	5
4.您容易头晕或站起时眩晕吗?	1	2	3	4	5
5.您比别人容易患感冒吗?	1	2	3	4	5
6.您喜欢安静、懒得说话吗?	1	2	3	4	5
7.您说话声音低弱无力吗?	1	2	3	4	5
8.您活动量稍大就容易出虚汗吗?	1	2	3	4	5
判断结果:是　基本是　否					

阳虚体质

请根据近一年的体验和感觉,回答以下问题	没有	很少	有时	经常	总是
1.您手脚发凉吗?	1	2	3	4	5
2.您胃脘部、背部或腰膝部怕冷吗?	1	2	3	4	5
3.您经常感到怕冷、衣服比别人穿得多吗?	1	2	3	4	5
4.您比一般人耐受不了寒冷(冬天的寒冷、夏天的空调、电扇)吗?	1	2	3	4	5
5.您比别人容易患感冒吗?	1	2	3	4	5
6.您吃(喝)凉的东西会感到不舒服或者怕吃(喝)凉东西吗?	1	2	3	4	5
7.您受凉或吃(喝)凉的东西后,容易腹痛腹泻吗?	1	2	3	4	5
判断结果:是　基本是　否					

湿热体质

请根据近一年的体验和感觉,回答以下问题	没有	很少	有时	经常	总是
1.您面部或鼻部有油腻感或者油量发光吗?	1	2	3	4	5
2.您容易生痤疮或疮疖吗?	1	2	3	4	5
3.感到口苦或嘴里有异味吗?	1	2	3	4	5
4.您大便黏滞不爽、有解不尽的感觉吗?	1	2	3	4	5
5.您小便时尿道有发热感、尿色深吗?	1	2	3	4	5
6.您带下色黄(白带颜色发黄)吗?(限女性回答)	1	2	3	4	5
7.您的阴囊部位潮湿吗?(限男性回答)	1	2	3	4	5
判断结果:是　基本是　否					

阴虚体质

请根据近一年的体验和感觉,回答以下问题	没有	很少	有时	经常	总是
1.您感到手脚心发热吗?	1	2	3	4	5
2.您感觉身体、脸上发热吗?	1	2	3	4	5
3.您经常感觉皮肤或口唇发干吗?	1	2	3	4	5
4.您口唇的颜色比别人红吗?	1	2	3	4	5
5.您容易便秘或大便干燥吗?	1	2	3	4	5
6.您面部两颧发红吗?	1	2	3	4	5
7.您感到眼睛干涩吗?	1	2	3	4	5
8.您感到口干咽燥、总想喝水吗?	1	2	3	4	5
判断结果:是　基本是　否					

湿热体质

请根据近一年的体验和感觉,回答以下问题	没有	很少	有时	经常	总是
1.您面部或鼻部有油腻感或者油量发光吗?	1	2	3	4	5
2.您容易生痤疮或疮疖吗?	1	2	3	4	5
3.感到口苦或嘴里有异味吗?	1	2	3	4	5
4.您大便黏滞不爽、有解不尽的感觉吗?	1	2	3	4	5
5.您小便时尿道有发热感、尿色深吗?	1	2	3	4	5
6.您带下色黄(白带颜色发黄)吗?(限女性回答)	1	2	3	4	5
7.您的阴囊部位潮湿吗?(限男性回答)	1	2	3	4	5
判断结果:是 基本是 否					

痰湿体质

请根据近一年的体验和感觉,回答以下问题	没有	很少	有时	经常	总是
1.您感胸闷或腹部胀满吗?	1	2	3	4	5
2.您感到身体沉重不轻松或不爽快吗?	1	2	3	4	5
3.您腹部肥满松软吗?	1	2	3	4	5
4.您有额头部油脂分泌多的现象吗?	1	2	3	4	5
5.您上眼睑比别人(上眼睑有轻微隆起的现象)肿吗?	1	2	3	4	5
6.您嘴里有黏黏的感觉吗?	1	2	3	4	5
7.您平时痰多,特别是咽喉部总感到有痰堵着吗?	1	2	3	4	5
8.您舌苔厚腻或有舌苔厚厚的感觉吗?	1	2	3	4	5
判断结果:是 基本是 否					

血瘀体质

请根据近一年的体验和感觉,回答以下问题	没有	很少	有时	经常	总是
1.您的皮肤在不知不觉中会出现青紫瘀斑(皮下出血)吗?	1	2	3	4	5
2.您两颧部有细微红丝吗?	1	2	3	4	5
3.您身体上有哪里疼痛吗?	1	2	3	4	5
4.您面色晦暗,或容易出现褐斑吗?	1	2	3	4	5
5.您容易有黑眼圈吗?	1	2	3	4	5
6.您容易忘事吗?	1	2	3	4	5
7.您口唇颜色偏黯吗?	1	2	3	4	5
判断结果:是 基本是 否					

气郁体质

请根据近一年的体验和感觉,回答以下问题	没有	很少	有时	经常	总是
1.您感到闷闷不乐、情绪低沉吗?	1	2	3	4	5
2.您容易精神紧张、焦虑不安吗	1	2	3	4	5
3.您多愁善感、感情脆弱吗?	1	2	3	4	5
4.您容易感到害怕或受到惊吓吗?	1	2	3	4	5
5.您胁肋部或乳房胀痛吗?	1	2	3	4	5
6.您无缘无故叹气吗?	1	2	3	4	5
7.您咽喉部有异物感,且吐之不出、咽之不下吗?	1	2	3	4	5
判断结果:是　基本是　否					

特禀体质

请根据近一年的体验和感觉,回答以下问题	没有	很少	有时	经常	总是
1.您没有感冒时也会打喷嚏吗?	1	2	3	4	5
2.您没有感冒时也会鼻塞、流鼻涕吗?	1	2	3	4	5
3.您有因季节变化、温度变化或异味等原因而咳喘的现象吗?	1	2	3	4	5
4.您容易过敏(对药物、食物、气味、花粉或在季节交替、气候变化时)吗?	1	2	3	4	5
5.您的皮肤容易起荨麻疹(风团、风疹块、风疙瘩)吗?	1	2	3	4	5
6.您的皮肤因过敏出现过紫癜(紫红色瘀点、瘀斑)吗?	1	2	3	4	5
7.您的皮肤一抓就红,并出现抓痕吗?	1	2	3	4	5
判断结果:是　基本是　否					